ちくま新書

医者は患者の何をみているか

國松淳和
Kunimatsu Junwa

1532

医者は患者の何をみているか——プロ診断医の思考【目次】

第1章
診断とは

診断とは何でしょうか。

医者である私がこのように問うと、ちょっとめんどくさいなあ、早く結論だけ教えてくれよ、と思ってしまいますよね。実は、「診断というのはこういうものです」と一言で言い表せないというのがまずは答えなのです。

私は医師で、診断については随分研究しましたし、スキルを磨き、知識を蓄え、そして経験を積んできましたので、「診断ってこういうものだなあ」といういくばくかの考えはあります。でもいつまでたってもわかったような気になりません。

医療全般を見渡したとき、「診断」というものほど、割とすぐ話題にされやすくそして一般の方や初学者がわかったような感覚にすぐなってしまうのに、実はどんなに熟達したように思えてもその深さをいつまでも思い知らせてくれる分野はありません。診断について、わかりだすと途端にその深みに嵌まり込み、そこから這い出たような気になっても、また方向を見失うようなことさえあります。

熱が出て病院に行ったら、鼻に綿棒を入れられて10分後に呼ばれて診察室に入ったら、はい、インフルエンザの診断でした。突然ひどい頭痛がしてこんなの初めてだと思ったので救急車で病院に搬送されてCTスキャンを撮ったら、はい、くも膜下出血の診断でした。このように、一般の人でも「診断」という言葉は非常に馴染みがある言葉であるにもかかわらず、私はさっきから「深さ」だの「いつまでたっても診断というものはわからない」だの、わけがわかりませんね。

こうした「診断」にまつわる構図が、何に似ているかといえば、私は「哲学」に似ていると思っています。ああ、また話を難しくする！　と思わずに少しだけ聞いてください。よく哲学の入門書、ここでは学問としての哲学、専門書としての哲学書、というのではなく、それこそ新書のような一般の人へ哲学の手ほどきをする超初級者向けの本を想像してください。私はそういうタイプの書籍を読むことが大好き（広く、いろんな分野をつまみ食いをするのが大好き）なのですが、大抵のそのような入門書の導入部分には次のようなことが書かれています。

哲学といっても大げさに考えることはありません。哲学は日常の何気ない疑問から始まります。中学生でも哲学はできるのです。

と、このようなリードで大概始まります。そして必ず、誰でも考えることができる疑問を投げてきます。例えば、

「私はどうして他の誰かではなく、あの人が好きなんだろう」
「神様が存在することは証明できるか」

という、ちょっとだけハッとするようなやや刺激的な問いから始め、でも中学生や学問を普段しないような人にも思い起こすことができそうな疑問を導入に持ってきます。これも立派な哲学であると。

このように「哲学」を初学者に手ほどきするとき、このような柔らかな導入手法が採ら

れることが多いようなのですが、これはそのまま「診断」にも当てはまると思うのです。哲学と診断。これが同じだと言ってしまうと、本当の哲学者に怒られてしまうかもしれませんが、私の理解では両者はともに深遠なものだと思うのです。あ、いやいま私は間違ったことを言いました。私の理解ではという部分です。もしかしたら、私が理解していると私が思っている診断というものは、そもそも診断というものかはわからないし診断というものに私の理解が及ばないところにも診断というものが……はい、深みにハマりましたね。

「神断《しんだん》」って私は呼ぶこともあるくらいです。

そうなんです。「診断」というものには本来あまり触れてはいけなかったのです。急に元も子もないことを言い始めてしまって少し反省していますが、それでも本章では項目ごとに私なりに「診断」というものについて噛み砕いていこうと思います。

†診断は何のため？　誰のため？

この小題は、診断というものの意味や意義を問おうというものですね。何のために診断するかですが、これはあまり理屈をこねずに実際的にシンプルに答えれば、治療のためです。

ここで、とても大事なことを述べます。それは、診断名を決めなければ治療ができないということはない、ということです。この理解は非常に大事です。これにこだわっているために、肝心の治療が始められないという場面が最近は特に多いように思います。

治療と言っても何の病気の治療？　がんのように、がん細胞の証明、ステージの確定ののちに最善のエビデンスを用いて最良の治療を考案する。診断がなければ治療が決められない。確かにそうです。しかし病名・診断名をあえてカチッと決めずにする治療もたくさんあるのです。例えば、かぜの治療全般がそうです。

論をなるべく逸らさないように述べ直しますが、診断をつけることは重要ですが、重要であることと、必須・前提であるということは違います。患者さんはともかく、医者でもこの両者を知らず知らず置き換えてしまう誤謬《ごびゅう》に陥ることがしばしばあります。わかりやすくいえば、診断は、できればつく方が嬉しいけれど、診断が確定しなければ何もできないというわけではないということなのです。診断は治療をするために必ずしも必須ではありませんし、前提でもないのです。

一方、診断というのは誰のためでしょうか。先ほど私は「診断は治療のためにする」のだと述べました。これによれば、診断は誰のためかといえば患者さんのためであろうと考えると思います。私もそう思います。でもそう思う理路が少し一般の皆さんとは違うかもしれません。

私は、「患者さんのためにするのは治療」だと思っています。診断は治療のためだと先ほど申し上げました。つまり私の感覚では、診断は患者さんのためだとは厳密には思っていないのです。診断は治療のためで、治療は患者さんのためで、まあ結果として診断が患者さんのためになっているなあとは思います。ここの前半部分「診断は治療のため」に注意を払ってみてください。この部分の世界を想像してほしいのです。医者のする営為だけに関していえば、ここには「患者」というものが登場しません。診断を考え治療に結びつけるというプロセスは、医者だけがやっています。例えば、検査結果をＰＣ端末で独りで確認しているとき、診療カンファレンスの場、病理診断室、各科の検討事項を電話やメールでディスカッションする、といったことは、対象は確かに患者さんの病状についてではありますが、患者さん不在の中、進行していきます。患者さんの知らないところで、医者は非常に多くの時間と労力を割いているのです。これらは大概、治療のためです。もちろん診断に不明性が高く、そのために診療現場は錯綜することもあり、それがメインの検討事項になることもあるでしょう。それはそれで何が悩ましいかと言えば、なかなか治療に結びつかないからです。だから医者というのは、診断がつかないという状況は本当にストレスです。

「診断は患者さんのため」などといえば、いかにも患者さん本位で物言いは美しいですが、私からすればまったく患者さんのためになど診断をしようとは思っていません。治療に役立つ、直結するから診断を頑張るのです。誤解を手堅く避けるために言いますが、治療は患者さんのためです。これは間違いないです。ここでようやく患者が登場するのです。「適切な治療」というのは、必ずしも副作用がゼロではなく、そもそも治療には通常リスクを伴います。だから患者さんを巻き込んだ話に必ずなります。リスクを説明せねばいけませんし、その治療を実際に患者さんの中に施すわけですから。

診断というのは治療のためであって、直接的な意味においては患者さんのためにしているわけではないということがわかりましたでしょうか。ここではまだピンとこないくらいの理解で構わないです。ちょっと冷たく思われてしまったかもしれませんが、私は私が診断というものを考える上ではこのことの説明は外せないと思っていますので強調しました。

†日常における「診断」の具体例

ここでは、画像診断、病理診断、そして臨床診断というものについて説明していきたいと思います。

画像診断

まずは画像診断ですが、本来はこれを最初に持ってくることには、医師である私としては一定の抵抗があります。しかし画像検査による診断というものが、市井の皆さんに膾炙《かいしゃ》しているのも確かです。

当然私も画像検査は駆使します。日常では、単純Ｘ線・ＣＴ・ＭＲＩなどを使います。実際に受けたことがある人も多いと思います。こうした検査なしには、こんにち診療はほぼ成り立ちません。

検査をして、画像が出来上がって、それを画像閲覧のためのＰＣ端末（以前は大判のフィルムですね）をいじって読影する。画像として描出されて私たちは「検査結果」としてこれを得るわけですが、その結果だけで診断がわかるということは実は滅多にありません。

そのように「画像一発」でわかるものの代表例が、CTスキャンによるくも膜下出血の診断です。次に思いつくのは、MRIによる脳梗塞の診断です。詳述は避けますが、急に頭が痛くなった患者さんにCTを実施し、くも膜下出血の典型的な画像パターンを示したとき、これは、くも膜下出血で確定です。もちろん相手はくも膜下出血という世紀の難敵ですから、非典型なパターン、つまりわかりにくい画像を示すこともあります。この話の続きは後でするとして、手足に麻痺が起きた患者さんにMRIを実施し、出血がないことと脳梗塞を示すパターンが確認できれば脳梗塞と確定できます。特に後者、急性期脳梗塞の診断は、MRIによる画像検査の威力・貢献度は素晴らしいです。ぎょっとするかもしれませんが、頭を開いて脳を直接見なくてもその脳に血流が通いにくい状況になっていることがわかるのです。便利ですよね。

それでは胸部X線検査で、肺炎らしい像があったときはどうでしょうか。一発で肺炎が確定でしょうか。少し情報を追加します。先週からかぜをひいていて、だるくて歩くと息が苦しいと言って受診した患者さん。この患者さんに肺炎っぽい画像所見を得たらどうしましょう。例えば素人目に見ても、いかにも肺炎みたいなのがブワーッとあるとします。肺炎で確定でしょうか。答えはノーです。他の可能性もたくさんあります。例えば心不全です。心臓が悪い人は、かぜをひいたことをきっかけにして心不全に陥ることがよくあります。これは、一般の患者さんからしたら「えっ」と思って、かぜをひいたらいつも心不全のことを不安に思ってしまうかもしれませんね。すみません、それは完全に素人考えです。ど素人です。医者の思考はそうではありません。さらに他のことも考えたりするのです。例えば、最初のかぜで何かお薬を飲んだとします。鎮痛剤や去痰薬や漢方薬などですね。それによる薬剤性肺炎と考えるかもしれません。もともと持っている病気によっては、間質性肺炎や肺胞出血のような病態を想定するかもしれません。

まずここで言いたいことの一つは、X線検査のような画像検査で「肺炎かも」と思ったところで、それだけで肺炎とは確定しきれるわけではないということです。でも画像検査は重要です。じゃなぜ？　と感じたかもしれません。実際には、この画像検査に至るまでの、医師による可能性の見積もりが重要で、このウェイトを占める比率が大きいためです。ただ、このことを解説し切ろうとすると更なる紙幅を要し、高校数学で習う「条件付き確率」の知識も要するので、一旦ここでやめておきます。

医師の診断思考は本書のテーマなのでそこには触れておきます。1枚の肺炎かもしれないX線写真を見たときの話です。複数の疾患の可能性を想定して以後の診療において注意深く詰めていく作業を「鑑別」と呼び、その行為の対象となる疾患たちのことを「鑑別疾患」と呼び、そしてその中から一番可能性の高い疾患に絞り込んで本当の診断を確定していくことを「鑑別診断」と呼びます。

先ほど「肺炎かもしれないX線写真」の例で私は、かぜをひいているうちに息が苦しくなったら皆心不全と考えるのは素人だと言い切ってしまいました。すみませんでした。ではプロはどうしているかと言うと、うまく言葉で言えないのですが、それぞれの可能性にいいいい入れ込まないいいようにしています。ふわっと、考えておくのです。しっかりと念を入れてキュッと検討するのではなく、「その可能性もあるかもね〜」といった、失礼ながらやや軽い感じで捉えておくにとどめるのです。

ある一つだけの可能性に突き進むと、いろいろな弊害が起きます。例えば、心理的に一つの仮説に拘泥してしまったり、自分に考えやすい確たる根拠に乏しい可能性に安住してしまったりします。すると、柔軟に他の可能性について十分検討できない結果となり、（命を預かる立場の者としては）危ういです。別の弊害としては、その一つの可能性に進んで、そこまではいいとして、違うかもと思ったときの逃げ道がないことです。進む前に、不確かでもそれなりに複数の可能性を考えておくからこそ、ひとつ進む方向を決めてやってみてその道が違いそうだと気付いたときに、元の位置に戻ったり、あるいは別の道にシュッと進路変更したりできるのです。

先ほど、くも膜下出血の診断にCTが有用だと述べました。これも、CTの使い方を間違えると、場合によっては危険なことになりかねません。ここで極論を述べます。頭痛でやってきた患者さん全員にCTをやってしまえばいいという考えはどうでしょうか。くも膜下出血は致死的な病気です。これを見つけられるのなら、全ての頭痛患者さんにCTをしてしまえば見逃しがなくなるのではと普通思います。ところが実際にはそうではありません。まず、かなり厳しい話からしますと、医師が「くも膜下出血かもな」と多少思ってCT画像を読んだとしても、見逃すこともあるくも膜下出血があるのです。いくばくかの注意を払った読影ですら、見逃すのです。いわんや、「くも膜下出血っぽくないな」と思った患者のCT画像で、きわどいくも膜下出血の所見を検出できるわけがありません。一方で、頭痛患者というのは非常に多いです。この人たち全員にCTを撮っていたら、CT室がパンクします。無駄なX線被曝にもなるでしょう。

CT検査がとてつもない威力があると思っていると、CTで何もないように思えたときに、安心しすぎてしまうということにもなりかねません。つまりこういうことです。CT

を撮る前に、くも膜下出血らしいと思えた人に、細かく読影して初めてCTは活《い》きてくるのです。くも膜下出血らしくないと思えた人に行ったCTでは、臨床医はくも膜下出血を見逃します。本当です。一番の理由は医者が人間だからです。くも膜下出血らしくないと思って撮ったCTで、ざっと問題なければそれでくも膜下出血を否定するでしょう。この「ざっと」が問題なのです。いつでもフルパワー・完全無欠の状態で医師は診療できません。医者は、「くも膜下出血があるかもしれない」と思って初めて、見逃す可能性を最低限にして読影できるのです。意識と関心がそこに向くから、読影が健全に成り立つのです。患者さんにしてほしいことをあえていえば、画像検査をするかしないかは、医師に一任してほしいのです。各ご家庭にもしCTがあったとしても、残念ながら役に立たないと思います。

病理診断

病理診断というのは、少し業界用語的かもしれません。正確に言えば、組織学的検査と呼ぶ方がいいでしょうか。うんと易しくいえば、病気らしい病変など――これは体の生の肉片です――から、ほんのひとかけらつまんできたものをさらに薄く切って染色し、特殊な処理ののちそれを顕微鏡でみます。こうして得られる診断は非常に強力な情報となります。

この過程で医者が何をみているかといえば、ミクロレベルでみた臓器や組織、何といっても細胞です。そして顕微鏡でみるからには、その像は「止まって」みえます。しかし医師は（特にこれを専門とする医師を病理医と言います）、止まっている像（静）から、細胞などの振る舞い（動）を読み取ります。細胞の形や大きさ、染色の色合い、配置パターンなどはもちろん、時間的前後関係（この像になる前にどうだったか、この像の直後はどのようになっていることが予想されるか）も推測します。あるいは空間的な広がりなども推定します。

細胞や組織は、人間と違ってものを言わない分、雄弁です。病理医は臨床医以上に人間というものをみている気がします。人間そのものは嘘をつきますからね。検体は嘘をつかない。深遠ですね。

さて病理組織検査の本質の一つとして、「物的証拠」を拠り所にしているという点が挙げられます。目の前の――元々は生きた人間の肉片に過ぎなかった――ものは、まさにそこに存在していますね。病理診断は、医者の飛躍した類推や想像を排しているため、非常に客観性の強い診断という位置付けです。

ここで、医師がしばしば陥る誤謬について少し触れます。医師は、この病理組織診断の強力さをしばしば重用し過ぎます。こうした病理検査結果を絶対視し、自身の診断努力を相対的に怠り、病理検査前の診断的見積もりがないまま病理医によるレポートをただ待つだけになっている臨床医が実は多いのです。これの何がまずいかですが、たくさんあります。いくつかを申し上げると、ひとつは「病理診断結果も嘘をつく」ということがあります。これは病理医の怠慢や能力不足を言っているわけではありません。臨床医が、身体診察や血液検査だけではわかることに限界があるように、病理診断だってそうなのです。しかも物質的には「静止画像」を利用してみているわけですから、揶揄《やゆ》する意図はないですが、断片的な情報に過ぎないのです。つまりは限界があります。限界があるということは、どうしてもその辺縁については多少は「推測」になりますよね。

ふたつ目は、もし病理検査結果で診断がつかなかったら困ってしまうということです。診断〜治療という核となるプロセスにおいて、病理検査は重要な位置付けではありますが、結果は絶対ではなく病理検査以外にも診断を知る・治療を決める方法はあるはずです。頼りすぎると、そうしたプランニング能力・マネジメント能力が下がります。

あとひとつで最後にしますが、その病理検査で対象とした「モノ」が、その病変を捕らえていない可能性があるということです。よく考えて欲しいのですが、肺がんを疑って気管支鏡検査で腫瘍らしき位置にある気管支までファイバーをのばして接近し、そこから気管支の壁伝いに腫瘍らしいカタマリがあるところを針で突いて「モノ」を得たとします。そしてそれを顕微鏡で検討したところ、がん細胞はなかった。このときに、ああ良かったみんなハッピー！　となるかという問題です。答えはハッピーにはなりません。異常と正常はいつも、隣どうしです。腫瘍を刺したと思って、実際には数ミリずれていたとします。そしたらそこは「正常」の組織です。医師の見積もりに反して「正常」の結果を得たら、そもそもその「モノ獲り」の段階でずれていたということになるのです。

ここで得られる重要点は、「だから気をつけよう」ではありません。その腫瘍を獲りに行く前の見積もりが大事だと言いたいのです。「腫瘍があるはずだ、がんのはずだ」と思って検査するから、「正常ではおかしい」と気づくのです。わかりますか？　実は診断、ひいては医療における判断というのは、こうしたことの寄せ集め・集大成なのです。この考え方は、医師・医療者特有の考え方かもしれません。同時に、一般の人と相容れない部分かもしれません。私は、医師と患者はすべからく気持ちを同じにすべしという思う派ではありませんが、もし一般の人が医師の思考に歩み寄りたいなら、この思考（事前の見積もりありきとし、それがあるから検査事後のおかしさに気づく、など）を知っておくとよいかもしれません。

臨床診断

診断の具体例、最後は臨床診断です。はじめに、「臨床」という言葉について考えましょう。

「臨床」という言葉を違う語で言い換えると、どうなるでしょうか。これは、医者ならわかるかもしれませんが、臨床というのがほんのり専門用語のような趣もあり難しいかもしれません。適切と思える案を言ってしまいますと、「ベッドサイド」だと思います。病める患者さんがベッドに横たわっています。その医者がそばに寄るんですね。この構図です。こういう構図がメインとなっている医師のことを、臨床医と呼びます。逆にそうではない医者の象徴的な例に、画像診断をメインに行う放射線科医、顕微鏡による組織学的診断をメインに行う病理医、などが挙げられます。だからここでこの三者を対比させたわけなんです。

臨床医は、直接患者さんから情報を得る専門家です。この「直接」というところがポイントです。具体的に言うと、まず病歴聴取と言って、お話をして受診の経緯や症状の様子を聞き取ります。次に身体診察と言って、要するに患者さんに触れて診察をします。次はいろいろですが、例えばその時点でのみたてを患者さんに説明します。そして、画像検査を実施します、病理検査のための生検を計画します、といった次の展開に繋げる役割もしますね。あと、主治医的役割もします。内容にもよりますが、患者さんの困りごとというのはある意味プロジェクトであり、患者さんはクライアントとも言えます。臨床医は主治医となるので、プロジェクトリーダーなんですよね。つまり、一つの案件を解決するために集められたたくさんの情報を統合して何かを決定する必要があるわけです。その情報群は、玉石混交です。雑音のような情報や、真っ当にみえて紛らわしい情報もあるでしょう。それを取捨選択する役割が主治医にはあります。

つまり臨床医は、画像診断・病理診断を活かす立場にあるのです。画像検査や病理検査をオーダーするだけなら、臨床医ではないのです。これを「結果待ちドクター」と呼びます。

†物的証拠と状況証拠

「診断とは」ということについてここまで述べてきた中で、個人的に随所にちりばめた考えがあります。それは、医者が診断をつけるにあたって拠り所にする証拠の質の差についてです。

医者がどのように診断をつけているのかといえば、切りかたにもよりますが、例えば次のふたつがあります。

ひとつは、「物的証拠」を根拠にする診断です。大腸カメラをやって病変をみつけて顕微鏡でがん細胞をとらえ、これを根拠にする。このような診断です。あるいは、熱と痰と咳が出ている人の痰を、培養検査と遺伝子検査で調べたところ結核菌が証明され結核と診断された。これも、目に見える形で証拠が示されて、まさに物的証拠をとらえたことをもって診断を下していますね。

もう一つの診断のつけ方として、「状況証拠」を元に（というか参考にして）診断をするというものがあります。例として一番身近なのがかぜです。かぜはどのように診断しているか知っていますか？　画像検査や病理検査ではありません。まず問診や診察によって情報を集めます。そしてそれらを総合判断してかぜらしいことを推定します。そして治療を試みます。この場合の治療は対症療法といって、病原体を殺すものではなく、症状を和らげるためのものです。そして数日たち、徐々に症状が改善に向かってきて治ったとします。このことをもってかぜと確定診断されます。よってかぜは理屈上、受診初日に診断を確定することができません。かぜらしいと推定しているだけです。こうして、ちょっと手間がかかって苦労して、やむなく総合判断で推測して行う診断を、臨床診断と呼びます。いわば推定診断ということになります。

「物的証拠と状況証拠」なる言い方は医学用語ではなく、刑事モノのフィクションで出てくるものを私がたとえ話的に転用しただけですが、ちょうどその関係と同じです。

スリの犯人を捕まえるときに、見張っていた捜査員が直接その犯行を見て声をかけ、実際にそのスリ犯の手に被害者の財布があったという証拠をもって逮捕するというのは、物的証拠を挙げているわけです。でもそういう逮捕の仕方は、そこだけ見れば理想的ですが、それをするのは難しいですよね。スリ犯もバレないように努力するわけですから。

一方、ある人がコートに入れておいた財布がないことに気づき、さっきまでいた店ですれ違ったときに少しぶつかった人が怪しいと思ってその人を逮捕してほしいと警察に言ったとします。そこで警察が（仮に）捜査に踏み切ったとして、コートについた他人の衣服の繊維を分析したところ、さっきぶつかった人のものと一致した。これで無事証拠を挙げて逮捕。一件落着。これでいいでしょうか？　ダメですよね。まず、単にその人の服の繊維がコートについていたところで、犯行を示す証拠になっていません。仮に、他の状況から疑わしいとされて逮捕に至ったとします。これは状況証拠での逮捕ということになりますね。しかしこの逮捕のリスクは、誤認逮捕です。冤罪を生む可能性があるわけです。

診断でもこれと一緒……というにはやや無理もあるのですが、だいたい一緒です。確実で信頼できる証拠で逮捕することは理想ですが、難しいです。他方、状況証拠は揃えやすいものの、その質次第ではたくさんの冤罪（診断の誤り）を生みます。刑事さんも、臨床医も、多くの質の高い証拠を集めることに腐心する理由がわかりましたでしょうか。

最近、最新の画像検査などを患者さんの側から要望してくることが多くなってきました。インターネットなどから得た情報でしょう。最新鋭の検査となれば、確実そうにみえますし、「状況」から「推定」する診断など、心許なく感じてしまうのでしょう。素人というのはそういうものです。

しかし、状況証拠で診断するというこのような診断。これは精度が悪く、良くないものなのでしょうか。ここでようやく明かしますが、物的証拠での診断は、画像診断や病理診断に対応します。状況証拠での診断は、臨床診断に対応します。

脳梗塞を例に説明します。例えば右半身が麻痺したことを想像してください。患者さんとそのご家族は脳梗塞を心配しています。「早くMRIを撮ってほしい。そのために来た」と訴えています。はい、その気持ちはわかります。診察した医者は、ある考えがあって、検査実施まで少し時間がかかってしまう緊急MRIではなく別の検査からしたいという意図がありました。それを患者さんがたにも伝えましたがMRIを撮ってほしいと聞きません。仕方なくMRIを先に撮ることになりました。結果、脳梗塞を示唆する所見は幸いありませんでした。これで患者さんは安心したでしょうか。当然しません。麻痺が治らない上にMRIでは正常だったわけですから。この患者さんは糖尿病のお薬を飲んでいたことを担当医は気づいていました。まさにその麻痺が起こった日の朝は、朝食をとらずにいつものお薬を飲んでしまったようです。担当医がすぐやりたかったのは、本当はMRIではなく血糖測定でした。この患者さんも低血糖でした。ぶどう糖を注射したところ、ゆっくり麻痺が改善しました。実は低血糖でも麻痺が起こることがあるのです。これは実例・たとえ話というより、もはや寓話なので細部は突っ込まないでほしいですが、（一見確実と思える）証拠を求めすぎるより、状況証拠を重視した医者の方が正しかったという例です。医者のする推定診断が心許なくはなかった例であり、状況証拠での医師による推論も、少しは信用してくれると嬉しいなと思っています。

†医学の進歩のための診断

皆さんはボランティアをしたことはありますか？　例えば献血です。あれは健康な自分の血液を提供して、それを誰が使うと決めずにいわば輸血バンクに収めて必要な人が適時使ってくれればいいというボランティア精神に基づくものですね。骨髄バンク登録なども立派なボランティアです。あとは、風疹が流行して妊婦さんが風疹にかからないように、風疹ワクチンを受けずにいた世代の人（中年男性に相当します）が風疹ワクチンの接種を受ける。これもボランティアです。というのは、風疹は実は概ね軽症の感染症です。たまに脳炎などを起こして重症化しますが、中高年の男性がこれになってしまうのは自己責任とも言えるので私は別に構わないのですが、もし抗体のない妊婦さんに感染してしまった場合が問題です。そのときの妊娠週数にもよりますが、妊娠早期であれば50〜80％で風疹ウイルスが胎児に感染し先天性風疹症候群を発症してしまいます。つまり、自分自身の健康ではなく、他者の健康のためにする行為というものがあるわけです。

さて前置きが長くなりましたが、診断を確実に行うというのは、実は医学の進歩に貢献することにつながります。診断をつけるためには、患者さんの協力が不可欠です。だから、確実な診断がつくというのは、患者さん自身が、医学の進歩に貢献するという壮大なボランティアに参加したことになるのです。

補足します。曖昧な形ではなく、専門家同士が十分な承認を得たやり方で定義した「診断基準」を満たしたことをもって診断を確定した場合、これは診断や治療の進歩に貢献するための切符を手にしたことになります。医師である研究者がそういう事例を収集してデータを集め、統計学的な手法などでの解析を踏まえてその傾向を分析したときに、何か新しい知見が見いだされたら、それを論文にします。それが投稿されて、厳しい審査を通過して初めて世に認められるのですが、だからこそ非常に有用で貴重で正確なエビデンスとなります（厳しいコンテストを勝ち抜いてきたわけですから）。患者さんも、厳密な診断を受けることでこうした医学の発展に貢献できるわけです。

ただし確実な診断というのは、ハードルが高いです。いろいろな検査を受けなければならないし、医者も患者も手間と労力が要ります。現場では、だいたい診断がついて治療方針が立てば、そこまで厳密な診断は必要ないわけです。この労を惜しまないのが、大学病院やその他の研究機関と併設した大きな病院などです。厳密さを求める検査は、得てして病院が損をします。保険で承認されている検査は、全体の検査の一部です。つまり検査を完璧に尽くせば自然、病院の費用の持ち出しということになり、民間の病院や中小病院ではそれは経営上の死活問題となります（大病院でもそうではありますが）。

患者さんたちの中に、大病院志向というものがあります。つまり、大きな検査や処置はできないけれども自宅近くの小さなクリニックなどにかかりつけ医を持つというのではなく、多少遠くとも大学病院のような大きな病院を好んで、病状が安定した後も通い続ける志向のことです。先の文脈で言えば、こうした全てをカバーした最新鋭の医療が受けられる潜在性を持った医療機関にかかりたいということは、ご自身の診断や病状についての情報をボランティア精神でここに提供する覚悟がなければならないと個人的には思います。

こうした、研究を使命とした医療機関での診療では、診断をつけるということの意味が、他機関と比べて高いです。いわば、医療の進歩のための診断です。診断のために、手間ひま、労力、お金を惜しまないスタンスでやっています。当たり前ですが、これを全ての医療機関でやったら必ず医療は破綻します。

†納得のための診断

患者も医者も人間です。診断が曖昧なまま、というのは気持ちが悪いですね。特に、主役であるはずだった治療がうまくいかなかったときなどは、相対的に診断の重要性が高まります。治療がうまくいかないというのは、さらっと言いましたが、患者さんにとっては大変悲しく辛く厳しいことであるはずです。そんなとき、その事実を受け入れるため、診断に立ち返り自分の情報を正確に知っておくため、改めて診断について検討する。こうした診断もありなのだと思います。

私は個人的に、次のようなことをしばしば経験します。それはなかなか診断がつかずにたくさんの医療機関を回って検査を受けてきた患者さんがついに診断がついたというような場面です。診断の遅れや困難さの一番多い要因は、「見逃し」などではなく、単に病気の進行が遅いことです。筋萎縮性側索硬化症などの神経変性疾患や、末端肥大症などの内分泌疾患などがすぐ思いつく代表例でしょうか。後者は下垂体腫瘍が原因であることがほとんどで、こんにちでは外科手術で治癒に持ち込めますが、前者は有名ないわゆる難病です。しかも（呼吸筋を侵すので）生命に関わる疾病で、筋萎縮性側索硬化症の診断が確定するということは、イコール「ゆっくり進む、治すことのできない疾患」を告知することと同義になります。

私の経験上、それでも患者さんは、診断がついたことに安堵し医師に感謝を述べられます。治らない病気が今わかっても、8年後にわかっても、生命予後には大きく変わりはありません。しかし患者さんは違います。診断がわからない8年間よりも、いまわかった方が色濃く生きられるのだと思います。そのような意味での診断は、もはや診断という役割を超えて患者を癒しています。診断が治療になっているのかもしれませんね。

私たち医者は、治療内容やその決定、生命や機能の予後には変わりはないから、厳密な診断はつけてもつけなくても一緒だと考えることがあります。でもそれは、完全に正しいとも、完全に間違っているとも言えません。疾患、病状、患者さんの背景、いろいろなことを勘案して総合的に考えて決まることです。「～さえすればいい」という甘い物言いにいつも注意すべきです。「診断」というのはそういうときに、的にされやすいと現場では感じています。「うまくいかないのは、診断がついていないせいだ」と皆が考えてしまうんですね。この問題は根深いですが、ここではやめておきます。

†診断は実在しない

本章では、診断とは何かということについて噛み砕いてきたつもりです。本章の初めでは、診断と哲学とのアナロジーに（青臭くも）触れていましたね。覚えていますか？　そこで最後に問います。

診断ってどこにありますか？
診断ってあるんですか？

診断というのは、患者さんの中にあるのでしょうか。病変は存在しているかもしれませんが、診断というものが患者さんの中に実在しているわけではありませんね。その病変に診断があるかといえば、それも違うでしょう。病変があっても、患者さんが何の問題もなく何十年も元気であればそもそも病気ともいえず、したがって病変に診断があるのとは少し違います。

診断というのは、医者の中にあるのでしょうか。これも違いそうです。別に診断は医者のものではないし、医学界のものでも科学のものでもありません。診断という、いわば記号を利用して、疾患概念を解析しているということはしていても、論文化後に著者のものになるわけではありませんよね。

さて困りました。診断とはどこにあるのでしょう。

もう少し日常的な話をしてみます。例えばインフルエンザです。冬、インフルエンザの流行時に、ある夜ゾクゾクと寒気と悪寒がして、やがて身体中が痛くなってきました。気づいたら体が熱く、体温を測ったら39・4℃になっていました。何とか家にあった市販の風邪薬の残りを服用して寝ますが深夜にも39・0℃。うなされながら何とか朝まで就寝するも、翌朝起きたら喉も痛い。そんな経緯で仕事も休み、何とか午前中にと病院を受診。インフルエンザの迅速検査で陽性反応が出たため、インフルエンザと診断されました。

この中で、インフルエンザの診断というのはどこにあったでしょうか。このサンプルケースでは、迅速検査で陽性反応が出ています。だからそこにインフルエンザの診断があるのでしょうか。一応迅速検査の特異性はまあまあ高く、この症状や経緯で迅速検査が陽性なら診断は間違いなくインフルエンザとしてよいでしょう。

ただ、いま問題にしているのは診断の所在です。感染症において、病原体を突き止めるのは、突き止めただけであってそこに診断があるわけではありません。ではどのように診断を確定させたかというと、迅速検査の結果のみではありませんでした。流行期と思しき時期に、インフルエンザらしい症状で病院にやってきたということが、まさしく迅速検査前の時点でのインフルエンザらしさを示しています。そんな患者の迅速検査が陽性であり、これを加味して総合的にインフルエンザだと診断されているのです。もう一度いってしまいますが、迅速検査の結果だけでインフルエンザの診断を下したわけではないのです。

診断という行為が、このような総合的で思考的ないとなみである以上、診断というのは実在していないことが推測されます。先ほどは記号といいましたが、確かに演算記号のようなものです。診断は実数ではないのです。治療や治療の効果・度合いに大きく影響は及ぼすものの、本来は最終的に目指すものではないのです。

以上で1章は終わりです。診断というものが何だかわかったようでわからず、診断について説明されてきたはずなのに、落胆というか失望してしまったかもしれません。でもとりあえずそれでOKです。実はこれは私が意図的にそうしています。診断というのは、そういうものだからです。診断というものに夢を持たせず、飾らずありのまま述べると、このような冴えない実感しか得られないことになるのです。本当に私の意図通りであれば、読者の皆さんはいま、医者や医療者と同じような感覚を持てたことになります。それは、診断が、すべてを解決するような、完全無欠な「もの」ではないという感覚です。この感覚は健全な医者の感覚であり、本章を読んで「診断ってなんだかよくわからない」という感想を持てたのなら、私たちと同じ感覚を共有できたことになります。

第2章

素人の診断、プロの診断――プロ診断医はどこが違うのか

第1章では「素人」という言葉を出しました。素人、という言葉に気を悪くされたらすみません。でもどんな業界でもありませんか？　プロとそうではない人との、ほぼ超えられない壁、隔たり。

プロという存在の卑近な例ですが、レストランのシェフ。普段料理をしない私は、パスタのカルボナーラは自分で作れますが、かと言ってイタリアンレストランなどに行って「ああしろこうしろ」とは言いません。パスタの茹で時間、どのパスタを選ぶか、具材、工夫などにはシェフのこだわりがあるでしょうし、それが私の好みかどうかは別として、シェフが良いと思って出したものを食べてみたいわけです。それがプロの技をenjoyするというものです。

ちょっと麺もので思い出しました。それと絡めて、本章ではまず「プロとは」ということについて私見を連ねることから始めてみたいと思います。「プロ論」を語るなんて、まるで自己啓発本みたいでこそばゆいのですが、なんせ章タイトルがそういうことなので少々お付き合いください。

わかったようなことは言えないので、プロというものの私のイメージを次にお示しします。

善人ではない　共感性はなくていい
自分の個性を打ち出す　そしてそれを磨く
職人気質

いろいろなプロという存在があると思いますが、私の「プロ」のイメージは、特に最後の部分の「職人」というイメージです。

自分の価値を考えたときに、その価値を提供し続けるには、努力とその継続しかないと確信しているのがプロだと思います。つまり、プロは日和見《ひよりみ》ではありません。プロは職人のようなものと申し上げましたが、プロの条件は、コンスタントに続けるための（身体的にも知的にも）体力を持ちそれを維持すること、になるかと思います。これについて説明します。

唐突に恐縮ですが、男というのは、人生において、ふと急に蕎麦を自分で打ってみたくなるらしいです。はい、それで蕎麦を打ちます。そしてそこそこうまくいったりします。すると家族や友人の評判も上々です。美味しい！　センスある！　また食べたい！　こんな具合です。するとそれがちょっとした趣味になって、ちょくちょく蕎麦を打つようになります。やがて蕎麦粉にもこだわり始めます。家族や友人の評判もさらに良くなります。ＳＮＳなどを媒介してその周辺にもちょっと広がります。いいね！　という快楽物質をたくさん享受します。ここまでくると、場合によってはブログを書き始めます。それならまだ良いのですが、「ちょっといけてるかも俺」となります。そう思っていろいろなことを意識し始め、自分がいけているというのが勘違いではないかと気にし始めます。ただ周りは family & friends ですから、そうそう批判的な当たり方はしませんよね。しかしそこはソーシャルネットワークの罠とも知らずに快楽物質依存となり、自省する感覚が剥奪され悪いところを感じなくなります。視野狭窄《きょうさく》のまま、まさかの「蕎麦屋開業」に至ってしまうのです。人生の岐路、つまり定年退職やリタイアと同期して蕎麦を打ち始める男性がなぜか多いため、という背景も開業してしまうことの要因としてあるでしょう。

しかし現実は厳しいです。実際には、蕎麦屋というのは1日100食とか作らないといけません。周囲の「いいね！」だけでやっていた時代は、せいぜいその場の食事で10人前程度でしょう。開業した途端ひどい腱鞘炎にまずなります。

5、6人前だけプロ並みに作れたのを勘違いした悪い例を（脳内実験的に）示させていただきましたが、もっと恐ろしい話をしますと、そもそもその「こだわりの」蕎麦粉では、採算が取れないはずです。

本当の蕎麦打ち職人は、毎日毎日そば粉の状態や湿度を見ながら水分量を微調節します。そして、同じ日の異なる時間帯でも、違う日でも、ほぼ同じ蕎麦をコンスタントに100食分打てるのがプロなのです。もっと言うと、生蕎麦をのしたり切ったりする工程すべて自分でやっていたら、やはり腱鞘炎になり商売にならないと賢く考えるため、プロの蕎麦職人こそ機械に任せたりすることも多いそうです。自分でやるとしても、腱鞘炎などにならない力の使い方をし、つまり「筋肉」が素人と違います。ここでいう筋肉というのは、力業で押し切る筋肉ではなく、しなやかな機能的な筋肉のことです。

コンスタントに、その日そのときの最善の蕎麦を打てることがプロの蕎麦打ちなのです。正直、「プロ並みの蕎麦を打てること」は、素人でもできます。ただ、「プロレベルのことができる」ということと、「プロレベルのことを毎日採算が取れるようにできる」ということは違います。「1日だけ主婦業」ができたって、真の主婦業ではないのと一緒です。

素人の診断とプロの診断の、スケールの違い

さて、ではようやく診断の話になります。初めに、いかにも素人らしいということについてお話しします。

例えば皆さんが何か辛い症状あるいは心配な症状が現れて、インターネットで検索したとします。検索ワードとして例えば、「頭痛　吐き気　熱」と入れます。すると、「髄膜炎菌感染症」「ノロウイルス感染症」などという検索結果が出てきます。そしてそれを真に受けて慌てて受診して、「髄膜炎菌感染症の可能性があるって聞きました！」などと医者に尋ねて医者を困惑させる。「でもあり得ますよね？　検査して否定してください！」

……これはいささか幼稚すぎるリアリティに欠く事例だったでしょうか。いえ、外来診

療に関わる医療従事者なら、これとほぼ似た構図の状況に遭遇したことは過去に必ずはあるはずで、それもわずか数回とかではないはずです。

まずいろいろと言う前に、素人がハッと思い付いた「いいこと」というのは、プロはすでに検討済みであるものです。というか、それがプロというものです。

プロの診断医の診断思考は、素人のそれと「広がり」が違います。ここでは素人のやり方の続きを述べることにしますが、素人診断で用いられる思考は、大抵「チェックリスト思考」になっていることがほとんどです。これは、先ほどのインターネット検索でキーワードをいくつか入れて診断するという発想とほぼ同じです。つまり、起こっているらしい症状や検査異常などの中からいくつかの目立つ特徴を拾い上げて、その特徴をすべてもつ疾患について検討するというものです。いわば、それぞれの特徴の約数をあげてその公約数を検討するというやり方です。

ただしそのような思考が、悪い・不適切だというわけでもありません。プロもそういう思考はします。しかしそれだけではないのです。なんというか、足りないのです。せっかく「約数」などという数論的な話をしたので、これに沿って解説を試みます。

いま、あるふたつの数を考えるとします。とりあえずそれを、44、850と15、06

素因数分解

$$44{,}850 = 2 \times 3 \times 5^2 \times 13 \times 23$$

素因数分解

$$15{,}060 = 2^2 \times 3 \times 5 \times 251$$

最大公約数の求め方:各素因数の指数の最小値をとったものの積

$$2^1 \times 3^1 \times 5^1 \times 13^0 \times 23^0 \times 251^0 = \mathbf{30}$$（最大公約数）

「素人診断」では、公約数の範囲内でしか考えられない

$$2^{0\sim1} \times 3^{0\sim1} \times 5^{0\sim1} \times 13^0 \times 23^0 \times 251^0 = \mathbf{1\sim30}$$

素人は、
公約数のいくつか
だけを考える

図1　素人の診断

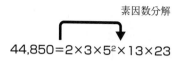

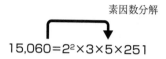

0とします。そしてそれぞれを素因数分解します。図で示してあるので自分で計算しなくて結構です。44,850と15,060という2つの数が、素因数とそのべき乗の積の形で表されました（図1）。

さてここで44,850と15,060の最大公約数を求めます。これも図1に示してありますが、最大公約数を求めるには、このそれぞれの数の素因数の指数（右肩の小さな数です）を比べたとき低い方を採用し、その積を取ると求められます。2は2の1乗と考えます。相手にあって自分にない素因数では、0乗と考えます。例えば15,060の素因数に13はありませんが、13の0乗（＝1）と考えます。図にも示しましたが44,850と15,060の最大公約数は30となります。

この説明で何が言いたいかというと、私は、素人の思考のスケール感というのは、例えば44,850と15,060という数を前にしたときに、（それらの実際の数の大きさの割に）多くてもその公約数である30という数字程度くらいしか考えられないものだということです。両者に共通する約数にせいぜい注目して終わりというわけです。

一方プロの思考のスケール感というのは30などにとどまりません。公約数ではなく、公倍数を考えるようなスケールです。図2を見てください。互いに、相手にはない素因数も

素因数分解

$$44{,}850=2\times3\times5^2\times13\times23$$

素因数分解

$$15{,}060=2^2\times3\times5\times251$$

最小公倍数の求め方:各素因数の指数の最大値をとったものの積

$2^2\times3^1\times5^2\times13^1\times23^1\times251^1=$**22,514,700**（最小公倍数）

プロは、最小公倍数までは、すべての組み合わせを想定して考えられる

$2^{0\sim2}\times3^{0\sim1}\times5^{0\sim2}\times13^{0\sim1}\times23^{0\sim1}\times251^{0\sim1}=$**1〜22,514,700**

プロは、
最小公倍数まで
すべて考える

図2　プロの診断

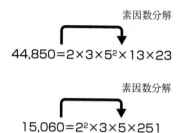

掛け合わせて考えるイメージです。もちろん共通する素因数も0乗、1乗、そして各素因数の指数を比べたときに、大きい方の指数まで幅広く考えます。ちなみに44、850と15、060の最小公倍数は計算すると22、514、700と莫大です。プロの思考のスケール感というのはまさにこれで、もちろん22、514、700という値をとるだけではなく、例えば44、850の素因数である23を含めずに2×3×5×13×251＝97,890としてみたり、任意の素因数のみに注目して、2×3×13×23＝1,794などとしてみたり。幅広い数値の中で、さまざまな値をとる組み合わせを考えるようなイメージです。

素人診断では、自分の起きている症状について、例えば症状Aは本当は44、850なのに見えやすいところにしか注目せず2×3×5くらいにしか捉えていない可能性だってあります。つまり、本当は44、850の素因数の一つである5は2乗ですし、しかも13と23も素因数に含まれているのに、そのことに思い至らないレベルということです。症状Aという症候に対しての診立てが、プロと素人とでは桁違いにスケールが違うということを示したつもりです。

ここで示した、公約数・公倍数を使ったちょっと大げさなたとえ話は、素人がする診断とプロがする診断のそれぞれの思考における「広がり」の差を示すのに貢献したと思っています。ある領域（例えば疾患）の知識に自信があるけれども医師ではない（具体的には患者当事者であることが多いでしょうか）ような人からしたら、医者と自分とを比べてみて、ここで示したほどの差はないと思われるかもしれません。しかし私は、私の体感としてはこれくらいの桁の違い（30と22、514、700くらいの差）があると思っています。

素人の診断とプロの診断の、視野の違い

スケールだけでなく、視野・見え方も素人とプロとで全然違うと思います。これも感覚に関する話になるので、伝えきれるかわかりませんが図を用いて解説します。

いま、架空の疾患「ABC症候群」について考えましょう。ABC症候群は、科でいうとK内科とS内科の領域にまたがるような病気で、超レア疾患です。K内科やS内科の専門医ですら、ABC症候群を経験するのは稀な病気です。ABC症候群は、ABC症候群をひとつの独立した疾患として分類するに足る、特徴的な所見等からなる5つの診断基準のうち、3つ満たすときに診断されます（図3）。また、ABC症候群は当然のことながら世界的にもまだ十分認知されておらず、病態や治療法の解明もきちんとできていません。

ＡＢＣ症候群と思われつつも、診断がされないままの患者が多くいるために、今後も臨床医に啓発していく必要があるとされています。

さて、プロと素人の視野の話をしていました。少し関係ないように思われますが、プロと素人の違いに関して、興味深いと思われる点について指摘したいと思います。

説明のため、ここでは「素人」というのを「ＡＢＣ症候群の患者当事者」と想定します。患者当事者というのは、ＡＢＣ症候群に罹患している患者やその患者の家族のことを指すとお考えください。

一般に……というには小さい母集団なので控えますが、多くの素人（ＡＢＣ症候群の患者当事者）というのは、ＡＢＣ症候群について詳しいです。抜群に詳しいです。その詳しさは、一般的なＫ内科専門医・Ｓ内科専門医の知識を完全に凌駕します。ＡＢＣ症候群の診断基準の１〜５に熟知しています。なので、１〜５に近いような症状ではみなＡＢＣ症候群のことを考えてしまいます（図３）。先ほど、興味深いと言ったのは、専門医の知識よりも上回るという点です。

とある患者さんの診断に際して、もしそれがＡＢＣ症候群であると確定されていれば、まあ確かに患者当事者たちの知力と「経験」は役にたつでしょう。しかし、まだ症状だけ

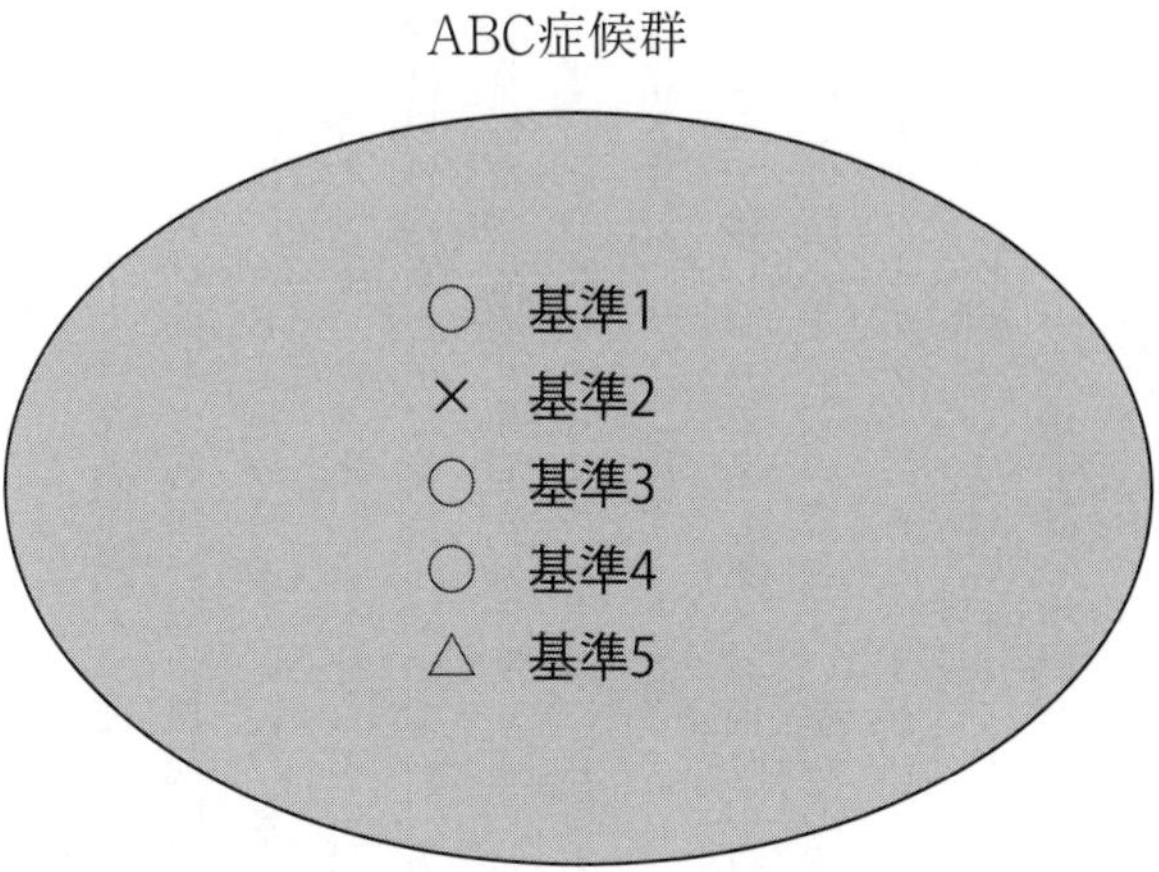

図3　ABC症候群を診断するための診断基準

で疑われている段階、すなわちABC症候群も確かに考えられはするけれども、他にいろいろな疾患や病態について広く考えておかねばならないようなときには、素人（ABC症候群の患者当事者）の診断視野は非常に狭く思え、とても危ういです。

図4を見てください。これは、一応ABC症候群の属する分野のみならず、ABC症候群の周辺領域の分野との関係性を示してみたものです。概念的な図示です。この図では、ABC症候群を中心にして周りを見てほしいです。プロ診断医の視野は、まさに図3のようにABC症候群周辺をみています。素人（ABC症候群の患者当事者）との決定的な違いは、プロはこの周辺

こそ知り抜いているという点です。

単に知ると言っても、それこそネットの検索ワードのようなキーワード集め的な思考ではなく、包括的かつ応用の効く機能的思考です。例外や不測の事象に断然強い思考です。臨床医は、ABC症候群のことだけを考えているわけにはいきません。ABC症候群のことにやたらとマニア的に詳しくなるのは、臨床医として戦略的ではないのです。ABC症候群以外のことをたくさん知っていた方が、断然応用が効くのを知っているのです。ABC症候群の患者当事者が知っているのは、図4でいうとABC症候群のサークルの中とせいぜいそのほんのちょっと周辺に過ぎず、しかも包括的理解に裏打ちされたものでもなく、「豆知識的なもの」を超えません。

ここでは、プロ診断と素人診断における視野の違いを述べましたが、プロと素人との間に決して超えることのできない壁があることが少しはおわかりいただけたと思います。場面にもよりますが、医者という存在・立場を「体制」のメタファーのように捉える方もおられます。医者といえば給料がいいくせにずるいことをしている、偉そうだ、のようなやや不当……というか下品な指摘を受けることがあります。どうかここでは「素人呼ばわりされた」と不服は言わずに、まっさらな気持ちで読んでいただきたいです（今さらです

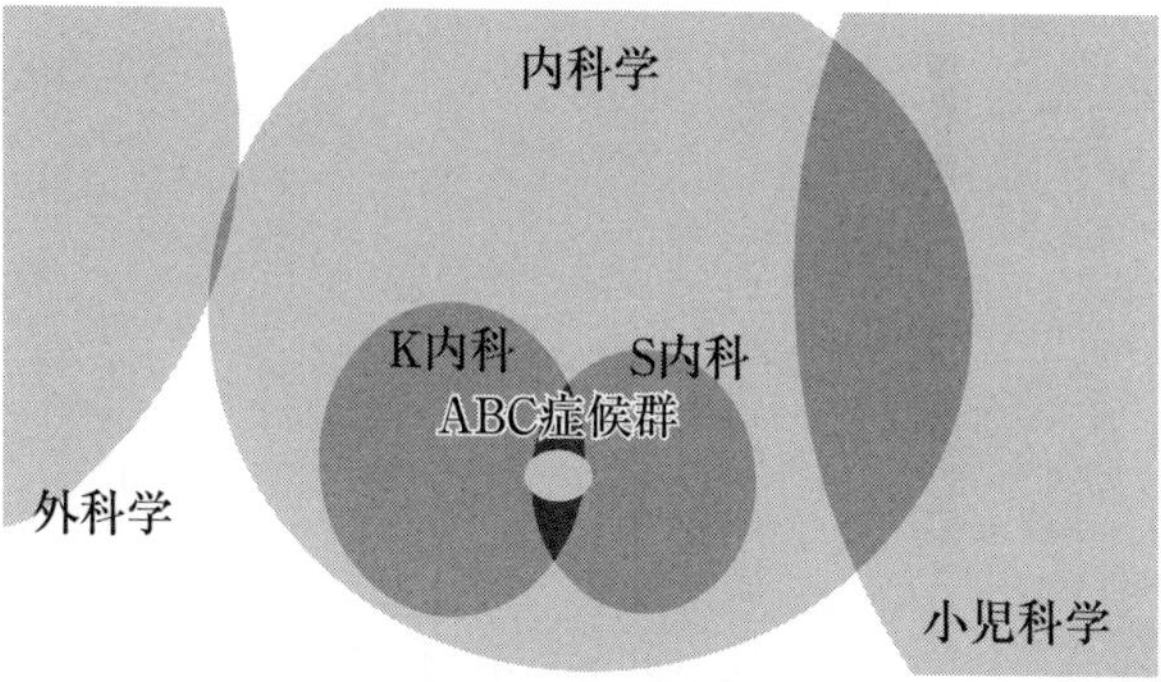

図４　ＡＢＣ症候群からみたプロ診断医の視座（ＡＢＣ症候群とその周辺領域）

が）。

最後に一言でまとめると、プロは「辺縁を知っている」のです。

素人は診断してよいか

「素人が診断してもよいか」という問いを受けたことがあります。正直これはあまり深く大きなテーマだとは思いません。あえて世俗的にいうと、多くの医者は「素人は診断するな」と考えていると思います。

しかし私は違います。どうぞ診断なさってくださいと言いたいです。なぜかというと、前項で述べましたように、プロと素人の違いというのは圧倒的です。だからこちらとしては何ら慌てることがないというか……。一般社会人が楽しみでやる草野球と、米国大リーガーくらいの差がおそらくあるんです。その一般社会人がテレビで大リーグ中継を見ながら選手起用法にぼやくくらいなら全然いいのですが、旧セーフィコ・フィールドに乗り込んでマリナーズの監督に文句を言おうとしても、エントランスのセキュリティにつまみ出されて終わりです。素人はそんなことしないほうがいいんです。そうではなく、テレビを見ながら「ダルビッシュのスライダーめっちゃ曲がるな！　すごいわ〜」みたいな楽しみ方がいいです。

プロやプロのすることというのは、みんなの役にたつこと・みんなを楽しませることだと考えるべきで、プロはお金をもらってそれをし、周りの素人はお金を払ってそれを享受する。プロが本来のパフォーマンスをするためにしている努力は、素人に言われなくても平素やっているわけで、素人はプロにとってnoisyになるようなことはあまりしないほうがいいかもしれません。

†博覧強記というより芸術家肌

先ほどから「プロ診断医」などという力強すぎるワードを断りなく使ってしまってすみません。プロについては触れていましたが、プロの診断医という点についてはあまり触れていませんでした。皆さんの「プロの診断医」のイメージはどのようなものになりますか？

どんな症状からでもズバッと診断を言い当てるスーパーマン、緻密な捜査と天才的なひらめきで難事件を解決する名探偵、歩く辞書、あるいは「神脳」をもつクイズ王、そんなようなイメージでしょうか。最後、クイズ王などという言い方が微妙であれば、博覧強記という言葉はどうでしょうか。いずれにしても確かに「診断について詳しい医者」の修辞になりえますね。

私はまだ人工知能（AI）というものが、臨床にどう応用されるかのイメージが具体的・体系的にはわかっていませんが、インターネットに繋がったパソコンやタブレット、スマートフォンを駆使することは、おそらくかなりの医師がすでに日常的にしていることでしょう。こんにち、世界中の医者の「脳」の一部となり、意思決定に相当寄与しているはずです。では素人が、インターネットを駆使して診断をやってみたらどうでしょうか。少なくとも辞書・百科事典の機能は果たせ、専門家の記述も探せるかもしれませんね。

ただ、確実に言えるのは、豊富な知識だけではプロの診断医にはかなわないということです。素人の診断のことを持ち出すまでもなく、医学生や初期研修医がインターネットも使ってする診断すらも、熟達者の診断にはかなわないんです。

この構図は将棋の世界でも当てはまると思います。プロ棋士に、素人が本やスマートフォン持ち込みありで対戦しても、勝てないですよね。将棋のルールは単純です。8種類の駒があって、動き方などが決まっていて、9×9のマスの盤上で駒を動かして相手の王を取ったら勝ち。まあ知識のみで勝てないのは（普段将棋をしない人でも）何となくわかるとしても、無数の手筋や勝ちパターン、王を取るときの「詰み」のパターン。これをなるべくたくさん覚えればいいと思えてしまいます。ネット使用OKの条件下なら、自分よりちょっと上の人になら勝てそうなものです。でも勝てない。決して。不思議ですよね。将棋とはそういうものだと納得できるなら、診断というものも「そういうもの」なのかもしれません。

臨床診断もそうですが、画像診断、病理診断でも、医者同士の間で「何でそれに気づけるの？　すごい」と思える診断をする人やそういう機会には、時に出会います。そこに感じるのは、医師自身の「自分は努力不足だ」という反省的なものではなく、ある種の感嘆というか技芸のようなものをまずは感じるわけです。技芸というのは、辞書的には「美術や工芸などの芸術に関する技術」という意味です。つまり、医師が医師に対して感嘆を覚えるほどの診断の「凄さ」というのは、何でも知っているという生き字引的な意味合いとしてより、芸術家肌なところに感じ入るのだと思います。医師が医師に対して「先生は何でも知っててすごいね〜」というときは、心の中では「まあ調べればわかることだよね」と冷めて思っているかもしれません。では芸術家肌のプロ診断医は、どう診断しているのでしょうか。そのことについては後から考えてみたいと思います。

†臨床におけるコンピュータ活用?

将棋に関して言えば、AIを含めてしまうと、「機械」を嫌い、人間の脳を礼賛するスタイルではもはや限界が来ています。知らない人のために言いますが、将棋界ではすでにAIは、一線のA級棋士ですら負かしてしまう実力があることは何年も前から知られています。コンピュータ将棋のソフトウエア・AIプログラムである「Ponanza」（ポナンザ）が中でも有名でしょうか。本当に強いです。

先に述べたように、医学／診断におけるAI応用の潜在性について、私が述べる立場にはありませんが、診断という点ではAIはまだ実臨床に席巻していません。将棋にはルールがあって、臨床（の複雑系）・人間の体（の神秘）にはルールがないということが一因でしょうか。将棋は、プロ棋士と将棋ソフトが対決する電王戦という試合があるくらいで、「どっちが強いか」というエンターテインメント要素が強いですが、診療では「手を繋いで協力」するほうが当然いいでしょうね。

私もいつかAIと対決してみたいですとは言わないでおきます。臨床はエンターテインメントではないので。

第3章　診断で使う思考法

本章では、私独自のというより、診断における通常の思考の一般的なことについて概説したいと思います。

はじめに、というか今さらですが本書では、「診断」というのは次のようなことを指すことにしています（表1）。

これを断っておかないと、医師の行うすべての診断行為全部を私が代表して説明する体になってしまいます。本書で私が扱いたいのは医師がする診断すべてではありません。

例えば上部消化管内視鏡、通称「胃カメラ」の超絶技巧の使い手がいるとして（いるんです実際に）、その先生のしていることも診断です。でもその診断は、思考よりも手技的な技術のことになりますよね。手だけではなく、「眼」も診断の道具です。胃粘膜の「見た目」で診断を瞬時に決めています。この点では皮膚科医の診断もそうかもしれません。違いを強調したいわけではありませんが、これらの診断は、私が日常的にする診断と行為としては少し趣が異なります（本質は一緒だとは思いますが）。

画像診断や病理診断のたとえをもち出すまでもないでしょう。CTで画像をみる、顕微鏡でスライドをみる、こういうのも診断です。内科医である私が医師全体を代表して、そのような、すべての診断を語ることは到底できません。これから語ることは、表1で示されるような「診断」についてだとお考えください。

ちょっとかたくなってしまいました。具体的に言いますと、皆さんが熱が出たり、お腹が痛くなったり、下痢をしたり、めまいが起きたり、関節が痛くなったり、あしがむくんだり、頭痛がしたりなどして病院に行きますよね。もし仮に、ちょっと痛み止めだけ欲しいと思ったならドラッグストアでいいわけです。それをあえて医療機関に行くということは、原因の特定や診断を医師にしてもらって、正確な管理をしていこうという目的があるからですよね。こういうまだ診断も何もわからない状態から、その人に起きていることを推測して診断にいたらせようとするのですが、こういうときに使う思考を本書では主に扱っているのだとお考えください。表1で示す「診断」とは、そのようなものを指します。

ちなみに、こういう「症状から診断を考えていく」という臨床学問を「症候学」と呼びます。
人間の体は複雑ですから、どんなことが起きていてその症状が出ているかをいきなり正確に突き止めるのは簡単ではありません。そのときに医師（この場合、私のような内科医や総合診療医が多い）が働かせる「思考技術」というのが、医師による診断推論と呼ばれるものです。これを表1に定義っぽくまとめたというわけです。

表1　本書における「診断」とは→主に内科医のする診断

■「診断」と言っても「診断名」のことをいうのではなく、診断に関わる思考や手順など全般を包括したものを指す

■クリニックや病院の外来、具体的には「一般外来」「総合外来」「初診外来」などと呼ばれる診療の場で、未診断の状況から始まって確定的診断を目指すために、主として推論による手順のことを指す

■入院診療であっても、新しい症状や問題点、未診断の病態を取り扱うような場において、確定診断を目指して行う推論的な営為全般も指す

†疾患の想起

まず診断の出発点です。とにかくまず情報を得る必要があります。この場合、「診察室で患者さんの症状を聴く」ことが出発点ではありません。実は情報収集は、医者と会う前、つまり私たちからしたら診察室の外からもう始まっているのです。

診察室の外で、医師が何よりも初めに感知するのは患者さんの受診経緯です。電話問い合わせ、紹介状を開封したその内容、受付カウンターや問診票（予診票と言ったりもします）を読んだ事務員やクラークさんからの情報などから、患者さんの受診の「経緯」や「触れ込み」が形成されて医師の耳に入ってきます。

慣れていれば、この時点で疾患が想起されます。このとき「直感」とか「直観」という言葉が早速浮かんで来る人もいるでしょう。直感という言葉は、本書では使わないし扱いません。嫌いだからではないですが、誤解を招きかねないからです。直感というと、ヤマカン・当てずっぽうという印象を抱きませんか？　まるで、くじを引いたかのような。まるで万馬券を購入した時のような。

医師の診断にまつわる「ちょっかん」というのは、それが医師にとって多少やや粗いヤマカン・当てずっぽうだとしても、プロがする直感ですから素人のそれとはまったく別物です。医師の直感と素人の直感は、確率の単位が異なるでしょうし、また異質に違いありません。

すると、疾患の想起というまさに診断プロセスの起点の段階では、（直感ではなく）「直観」という脳を使っていることになるのでしょうか。

実は「直観」という言葉とテーマは深淵というか沼です。おそらくそれだけで研究テーマとなったり、本一冊となったりする題材です。私が直観と聞いてすぐ思いつくのは、なんと言っても将棋です。第一線のプロ棋士は常に思考をしていて、それまでの経験で蓄積した情報をもとに、まさに直観的に瞬間的に次の一手を決めることができるといいます。

ただし、いまここで話題にしている、患者さんの受診の経緯や触れ込みの段階でする「疾患の想起」と、こうしたプロ棋士の「直観」とは違うとは思われます。

臨床診断の世界でも、直観という思考については語られます。診察の始めの直観的な印象→診断の候補を広く挙げ→後から慎重に検証、という手順が採られます。しかしこのときの「直観」というのは、とかく「始めの印象」というものに近いです。従って、最初に感じたその不確かな印象を検証する慎重な態度の方が重要になってきます。しかし私はこの文脈でいう「直観」という語の使い方は、本来の直観の意味としては正確ではないと思っています。この場合はまさに「印象」でいいはずです。印象を検証する。すごく自然です。

私の考える、臨床における直観思考というのは「印象」とは異なります。もっとなんというか、ヤマカンよりも何かに裏打ちされていて、必然性が高くて、そして始めとか最初とかに限定されない、そんな次元違いのユニバーサルな思考です。直観は、診断の初期のフェーズだけで使用される思考ではないです。プロであればどんな段階でも使われる思考が、直観だと思っています。

ではその直観思考とは何？　ということですが、これが難しい。一言で言えるなら簡単ですし、そもそも実はまだわかっていません。将棋の棋士の直観思考における、脳の仕組みを解明する研究についてはすでに始まっています（私も興味を持って研究成果や今後の進歩をフォローしています）。棋士は、幼い頃から将棋に特化した思考のトレーニングを重ねています。相手の指し手の予測、自分の指し手の選択・決定、そしてあの独特の「長考」とその中にあっての「一瞬の閃き」。こうした、棋士たちの独特の思考過程は、研究の対象になっているのです。

プロ診断医も、棋士の思考を（わかり得ないとしても）なぞることができます。プロ診断医は、常にトレーニングをしています。また毎日それなりの症例経験を重ね、診療後もそれを調べ、議論し、不断の努力をしています。推論という合理的な予測、意思決定、経過観察、徹底した検討などをしつつ、そういう中で急にある種の「閃き」がわいてくることがあります。将棋はルールのあるゲームで勝敗という明快さがある一方、臨床ではルールが通用しないこともある上に生命現象や病態生理の不確かさや奥深さがあり、最終的な評価が勝ち負けではあらわせません。また、診断がつけばいいというものでもありません。棋士の直観は指し手を決めるという意思決定のためのものです。そして、至上命題を「ゲームに勝つ」という非常に明快なひとつのことに集約できます。

しかし棋士と診断医の思考にはある種の相同性があると私は確信しています。言葉では説明できない思考、「なぜそれを思いついたのですか？」と聞かれてもうまく答えられない思考、そんなものが直観と呼べるかもしれません。

たとえばいくら調べても診断がわからないという状況があります。患者さんに関するさまざまな情報群。複雑に絡み合っていることも多いです。そんな中、なぜか急に疾患名が頭に出てくるという思考があるのです。なんだそれはと思うかもしれませんが、ちょっと特殊ですがこれが診断における「疾患の想起」というものです。難しいことをあれこれ忙しく考える、とも違います。着想、脳に浮かぶ、といった種の、思考の様式自体を指していると思ってください。これは、棋士同様、実臨床〜診断に特化したトレーニングと経験を重ねた者が発揮できる思考、脳の機能ではないかと思っています。

いきなり難解だったでしょうか。ここではひとまず「直観」というのは、単なるヤカマン・当てずっぽうではなさそうだ、ということだけわかってもらえたら大丈夫です。

†仮説を立てる

それではさらに進めていきます。次はいよいよ患者さんを診察室に入れて、お話を聞きます。これは行為であり、技術です。まだ思考の話ではありません。こうした外来に関する諸々を語り出すとまた長くなってしまいます。比喩ではなく一冊の本になってしまいます。たとえば私は、拙著『また来たくなる外来』(金原出版、2020年)にそれを書きました。思考のことも述べていますが、外来診療における「技術」をこの本に著しました。「仮説を立てる」ということの方法論についても同著に書きました。実は、疾患を想起し仮説を立てるというのは一続きであり、医師の中でもこのことのトレーニングすることは難しい（というか意識されていない）とされていて、つまりは医師だからと当たり前のようにできるわけではありません。熟練した診断医が、なぜそれを現場で思いつくのかということは、まだしっかりとは言語化されていないように思います。

さて、きりがないので先へ進めます。診断において「仮説を立てる」というのは、いくつかの可能性を考えて複数の選択肢（推論の方向性なども含む）を挙げるということでいいと思います。患者さんからお話を聞きながら、身体診察や検査結果を加味しながら、診断の確定や治療方針の決定というゴールを目指して、あり得そうなストーリー（この場合疾患可能性にまつわること）をいくつか考えます。これが診断推論における仮説立案です。説明自体は難しくないですね（立てる側は、とても難しいですけれど）。

†プロブレムリストの列挙

要素還元主義という概念をご存じでしょうか。難解で、複雑で、多様で、さまざまなことが絡み合った、そんな事象や概念あるいは問題を、どんどん細かく要素に分解していって単一のレベルの基本的要素にし、これら要素と要素同士の作用するさまを解明することによって、全体（元の問題など）を理解しようとする立場のことです。

診断でもこの手法が一般的に使われます。症状を持った患者さんというのはそれだけで複雑の問題のカタマリです。それを、なるべく問題点の最小単位にまで解体していくのです。たとえば次のような例題的なミニシナリオを考えます。20代の日本人女性が紹介状を持って受診してきました。いろいろな「問題点」があるものの診断がわかりません、精密検査が必要そうですという内容が書かれてありました。次にその内容をまとめます。

20代の日本人女性の受診時の概況

・5日前に発症した高熱「治らず、頭痛もするので来た」
・昨日から左季肋部痛「でも、いまはない」「腹部打撲歴なし」
・一昨日、別の病院で採血とCTを行った
・血液検査「軽度の貧血、血小板減少、肝酵素とビリルビン及びCRPの上昇」
・腹部CT「脾腫＋少量の腹水」

このような患者さんです。少しだけ「紹介を受ける医者の気分」が臨場感を持って感じられましたか？　ところで診断、わかりましたか？　わかりましたよね。冗談です。でも私はだいたいわかりました。ここで、ぽかーんとするのが素人、一字一句読もうとするのが「ただの真面目な人」、ちょっと構えて、わかるところを抜き出したりネットでkey-wordを入れて検索しようとしたりするのがセンスの良い素人か普通の診断医、もうそわそわして「次のこの情報が欲しい！」となったりもうだいたいわかって次の患者がどういう人か見てみたりして別のことを考えてしまうのがプロ診断医です。

ではこのシナリオを分解して、プロブレムリストを作り、列挙してみましょう。この後も、自身が診断医になったつもりで読み進めていってください。

1　5日前からの発熱とCRP上昇
2　頭痛
3　左季肋部痛
4　貧血
5　血小板減少
6　肝酵素・ビリルビン上昇
7　脾腫

8　少量腹水

たとえばこんなリストになります。この箇条書きを作ることを「プロブレムリストを挙げる」などと呼びます。今回は1〜8の8個のリストが挙がりました。これは症例によっては思考ではなく、機械的な作業です。今回もその趣はあります。先に示した「概況」を単語に並び替えただけではありますよね。まあそんなものです。これも本当はセンスが要るのですが、それは研修医などに教えるようなことですので説明は端折りましょう。

さあ、わかった人にはじれったいかもしれませんが、そろそろ診断はわかりましたね？　わからない場合にどうするかについて次に述べたいと思います。

†鑑別リスト作成

次は、リストはリストでも「鑑別リスト」というのを作ります。この手順について説明します。

まず、プロブレムリスト1〜8の中からめぼしいものをひとつ選び、それについて可能性があるものをできるだけたくさん考えます。例えば……ちょっとストップ！　実はここでもセンスらしきものが必要になってきます（さっきは誤魔化しました）。ちょっと卑近な例を出しますと、わからないことを調べようとGoogleやYahoo!などのネット検索をするときに、どの検索ワードを入れたら効率よく最短で見つかるだろうか、という話と似ています。可能性というのは、膨大にあります。そこで、煌めく一語でスパッと決められるキラーワードを入れたほうが1回の検索でしかも短時間で終わりますね？

表2　左季肋部（左上腹部）痛が出る病気
・　食道破裂
・　胃潰瘍
・　膵炎
・　虚血性腸炎
・　脾臓梗塞／脾破裂
・　心筋梗塞
・　胸膜炎　　　　など

（日本臨床外科学会ＨＰより）

さて今回のシナリオではどれにしましょうか。実はこの中で一番絞り込みやすそうなのは、私としては断然「3　左季肋部痛」です。他のものは、候補の数があまりに多そうで、初めから「検索」……いえ、取り上げて検討する気が起きません。

表2に、日本臨床外科学会のウェブサイトに掲載されていた、左季肋部（左上腹部）痛が出る病気のリストを示します。7つ。あまり多くはないですね。皆さんならどうしますか？　この7つの病気を一つ一つ潰

していくために、もれのないよう一つ一つ検査していきますか？　たとえば、胃や食道をみるために胃カメラ（上部消化管内視鏡）を、虚血性腸炎をみるために大腸カメラ（下部消化管内視鏡）を、心筋梗塞をみるために心電図を、胸膜炎をみようとして胸部ＣＴを、それぞれ全部やりますか？　いつやりますか？　どの順番でやりますか？　そもそも全部必要ですか？　腹部ＣＴや血液検査はもう一度やらなくて大丈夫ですか？

せめ立てるようにしてすみません。診断医というのは、そういうことを常時判断することを迫られているのです。ちなみに一人で1日にたくさんの患者さんをみるのですから、このシナリオの患者さんのことだけを考えるわけにはいきません。次の患者さんも、その次の患者さんも、たくさん待っています。さっき検査に行ってもらった患者さんのレントゲンがもうすぐ撮り終わる頃かもしれません。前の前にみた患者さんが、また薬について説明を聞きたがっていると補助員さんが言ってきたりします。そんな中での判断です。

ちょっと気が重くなってきたところで気分を変えましょう。皆さん実は忘れていませんか？　先ほどからお示ししているシナリオですが、まだ診察していません。気付いていましたでしょうか。ちょっとまずは診察してみましょう。

診察をしてみました（詳しくは省略）。患者さんは元気そうな色黒のお姉さん。最初不機嫌だったのでそのことを聞いたら「待っているうちに頭痛が悪化したせい」だと言いました。確かに受け答えがたまにちぐはぐで問診があまり捗りません。

身体診察では一つの所見（身体診察をして気に止まったこと）に気づきました。それは、黄疸《おうだん》があったことです。黄疸というのは白目《しろめ》のところがもやっと薄黄色に染まっていることを言います。とてもうっすらとでしたので、ちゃんと見なかったから見逃していたかもしれません。ともあれ黄疸という所見を得ましたので、先ほどのプロブレムリストにこれを追加してみましょう。

1　5日前からの発熱とCRP上昇
2　頭痛
3　左季肋部痛
4　貧血
5　血小板減少
6　肝酵素・ビリルビン上昇
7　脾腫

8　少量腹水
9　黄疸

どうですか？「……しかしなにもおきなかった」ですか？　まだ表2の疾患たちをしらみ潰しに否定していくアプローチを取りますか？

ここで虚心にこの1～9のリストを見てみましょう。3以外の他のリストで有力な情報が隠れているかもしれません。

話をまたシナリオから逸らします。皆さんがもし「熱の原因はなんでしょうか？　一つ言いなさい」と突然言われたらなんと答えますか？　まあこんな茶番にお付き合いしてくださる人であれば、おそらくかなりの人が「かぜひいた」「インフルエンザ」「ばい菌や病原体が入った」など、このあたりを言ってくれると思います。はい、つまり感染症です。執筆時、世界で一番有名な感染症は「新型コロナウイルス感染症」ですが、まあ「熱が出た」→「感染症（かぜ、ウイルス）かも」などと皆さん普通に考えますよね。

そうです。このプロブレムリストの1を忘れていました。このシナリオの患者さんは熱を訴えているわけですから、1から入り、感染症かもとまず考えてみるのは重要なステップになります。ほっておくと重篤になってしまうかもしれません。

米国の臨床医学の教科書で『セシル』"Goldman-Cecil Medicine"という有名な本があります。その中に「Common infections causes of fever and jaundice（発熱と黄疸を伴う感染症のよくある原因）」という記述があります。これは原著では表にまとめられていて、私が日本語にして示すと、

・細菌による敗血症
・胆管炎
・肝膿瘍
・レプトスピラ症
・マラリア
・ウイルス性肝炎
・黄熱病

という内容になっています。シナリオではこの患者さんの紹介を受ける前に腹部のCT

を撮っていました。そこでは脾腫と少量の腹水だけでした。この「発熱と黄疸を伴う感染症のよくある原因」のうち、2番目と3番目はCTでわかるはずなので否定してよいと思います。1番目の敗血症も、これはかなりの急変なのですぐに動けなくなって救急要請するなどもっと急激な変化です。

すると残りはレプトスピラ症、マラリア、ウイルス性肝炎、黄熱病となります。どうでしょうか。「レプトスピラ?　黄熱病?　そんなのあるわけない」と思いましたか?　でもわかりませんよ。違うと思うのでしたら、否定しましょう。否定するにはどうすればいいですか?　何を確認するのが効率的ですか?

と、皆さんは早くこの続きが聞きたいのでしょうが、このようにあるテーマについて可能性をいくつか、あるいは網羅的に候補をあげて、それらを順次検討するというときに、このあがった候補のリストのことを鑑別リストといいます。鑑別リストの作成は、頭の中で素早くやることもあれば、文献を丹念に調べ上げてゆっくりでも徹底的にやることもあります。この後者を「徹底的検討法」と呼んだりします。まあ名称は別に大事ではないですから特に覚える必要もありません。

†わからないときに、どうする

さあ、いまプロブレムリスト1～9を前に皆さんは戸惑っているとします。話題は、次にどうするかでしたね。

先ほど述べた「徹底的検討法」は一つの手です。1から9のそれぞれについて、可能性があるものを全部徹底的に考えて候補をすべて書きつくすのです。そしてその9つのグループの中のリストのうち、すべてに共通するものが答え（診断名）となります。

この一見良さそうな徹底的検討法には欠点があります。一つは、とにかく時間がかかるということです。ショートカットをあえて避け、そのかわり漏れのないように慎重に、というコンセプトであることはわかっていただけると思います。漏れがあったらまったく意味をなさない手法であるため、スピードを犠牲にしているということは明らかです。

もう一つの欠点は、漏れなく可能性を挙げ切るというのはそもそも難しいということです。徹底的検討法というパッケージと原理は非常に魅力的ですが、一つ一つの項目において可能性のあるものがすべてリストされなければ、簡単に崩壊しますよね。漏れがないということが前提のロジックなのですから。

†私なら、こう考える

先ほどから提示しているシナリオは、特に難しいものではないため、「私ならこうする」などと大きく出るものでは決してないのですが解答編らしきことをこれから述べていきます。

まず、先ほどまで検討した「残りの」リスト、

・レプトスピラ症
・マラリア
・ウイルス性肝炎
・黄熱病

を、まさにこの文字列をちょっとだけ顔を離してうす眼で見てください。黄熱、マラリア、……日本じゃあまり見ないなと着想します。この残った4つは、たまたまかもしれませんが、すべて渡航関連感染症でもあり得るなと感じるわけです。渡航関連感染症とは、

日本ではない海外に行ってそこで活動する中で感染した病原体に由来する感染症のことを言います。

病原体は、ヒトに侵入した瞬間に症状が出るものもあれば、少しの期間何も悪さをせずに潜伏するものもあります。渡航関連感染症では、後者の潜伏期間があるものが問題になることが多いです。というのは、現地にいたままならばいいですが、ほとんどの旅行者あるいは出張者は一時的の滞在にとどまり、また日本に帰国しますよね？　つまり、現地で感染してその場では何もないのだけれど、潜伏期間の間に日本へ移動して日本で発症するということがありえるわけです。

すると次のアクションはシンプルですが極めて重要です。それは、患者さんに渡航歴を聞くということです。「海外行きましたか？」と聞けばいいだけです。それではさっきのシナリオの、20代の色黒のお姉さんに聞いてみましょう。

「そういえば最近海外とか行きました？」

「はい」

なんと……あっさりとイエスが来ました。皆さんの中に、そんなこと初めから聞くはずだ、そもそも普通患者さんも言うだろう、と思われた方はいませんか？　もしそう思われたのでしたら、甘いです。現実の臨床ではこんなことはざらにあります。渡航歴を聞いておく、を忙しい診療の中でルーティンにできない医者もおりますし、また患者さんの方も別に（隠すとかということではなく）最近海外に行ったことを特別視しない人もいますし、まさか自分のいまの症状が海外に行ったことと関係しているなんて思ってもみない人もいます。コツとか思考ではなく、ただ聞くか聞かないかそれだけが重要なのです。

それではちょっと話の続きを聞いてみましょう。

「海外ってどこですか？」

「パプアニューギニアです」

「えっ」

彼女はあっさりとパプアニューギニアに行っていたと言ってのけました。いつから日本に帰ったのと問うたら10日前とのことでした。割と最近までいたわけですね。なんで最初から言わないのかとかつい思ってしまいますが、そこは……、まあ価値観ですね。

一応名誉のためにいうと、医療機関によっては（最近はコロナウイルスのせいで）海外渡航歴を受付窓口のレベルで聞いてしまうことがありますすね。すると早々にパプアニューギニア帰りの患者さん、ということが触れ込みの段階でわかってしまうわけです。

こうした渡航帰りの発熱ということにおいて、臨床医の中での格言があってこういうものがあります。

「渡航帰りの発熱では、マラリアが否定されるまでマラリアを考えなさい」

これは本当にその通りですが、このシナリオでは、この格言を持ち出すまでもありません。というのは、パプアニューギニアはマラリアの流行地なのです。この患者はもうこの渡航歴を聞いた時点で十中八九、いやほぼ診断はマラリアです。具体的には、血液検査をして、ギムザ染色というのを行いますが他にいまは迅速キットもあります。詳述を避けますが、この患者さんがマラリアなら、まあまあな確率で熱帯熱マラリアと言って重症化するタイプのものと思われます。

皆さんはどのへんからマラリアかな、って思いましたか？

私の思考はこうです。まず、あのようなたくさんの多彩なプロブレムリストが、もともと病気もしてない若い元気な人に、急に同時多発的に起こる病気というのはそうそうあるものではありません。ちょっと稀なことが起きていると考えます。診察室に呼び入れた時の医師の所感の記述を覚えていますか？　ちょっと不機嫌で、受け答えがたまにちぐはぐだったというあれです。あれは、ああいう診察室での対面上の患者さんとの間《あわい》でしかわからないのかもしれませんが、意識変容があるかもと捉えます。つまり意識障害です。メディア用語でいうと「意識不明」ですね。我々は意識不明という言葉は一切使いません。えっ、普通に診察室に座って一応は会話できているじゃないのと思われたかもしれませんが、意識障害です。テレビでいう意識不明と、実際の意識障害はずいぶん違いますね。

あれが意識障害かもと思うことで、実際の私の「閃き」、すなわちファーストインプレッションは全身性エリテマトーデスでした。左季肋部痛は、全身性エリテマトーデスに伴う凝固障害で脾梗塞、ビリルビン上昇は溶血性貧血と考えれば合致するなと思ったのです。

私は「これか⁉」と閃いたら、そのままその刀を抜かずに、天邪鬼《あまのじゃく》になってあえて違う仮説を探すと決めていいいます。そうです、決めておくのです。すると、意識障害があると思っているわけですから、全身性エリテマトーデス以外の別の仮説で想起するものといえばやはり感染症になります。全身性エリテマトーデスは膠原《こうげん》病ですが、膠原病というのはその診断の前に必ず感染症をはじめとする他疾患を否定する必要があります。

すると、感染症を考えねばと思ったときに、こんな多彩ないろいろなことが起こる感染症ってなんだ？　と自分に問うわけです。そうするとこれはちょっと注意しなくてはと思い、基本に立ち返り、渡航歴などを聞こうという筋に思考を戻せることになったのです。

†推論は「賭け」である

前項で、熱帯熱マラリアと診断するまでの過程をお示ししました。どう思われましたか？　途中で「徹底的検討法」なるある意味診断という重みを感じるような話もしましたが、率直に言って、なんだかてきとうだなあと思いませんでしたか？　そんな思いつきでいいの？　当てずっぽう？　と危うさを感じられてしまったかもしれません。

これは、……実際にそうなのです。私の場合は、推論の出発点はまさにその通り「賭け」なのです。

ただ本章は、私の思考の独自性より一般的な診断思考について述べる場でありますので、少しこの推論の起点からいざ検査が始まるまでの間に、推論や確率がどう変遷していくかについて説明します。

いい検査、悪い検査

みなさんは、検査というものは、「やればやっただけＯＫ」「やって悪いものではない」と思っているかもしれません。結論から言うと、そうではありません。

私たちの実臨床での話を説明します。それは確率論の基礎中の基礎で、もしかしたらこの理解が素人とプロの差になっているのかもしれません。

実は検査には、いい検査と悪い検査があります。少し正確に言うと、検査にも特性というものがあって、検査を使いこなすにはそれを熟知する必要があります。次に大事なのは、その検査をどんな人にやるかということです。検査特性（素人的にいえば、検査の良し悪し）とどんな人にやるべきか。このどちらかでいえば、プロは後者のほうが大事であると考えます。素人は、とにかく検査をすることが大事だと考えがちです。

この話の文脈で、ある診断における「検査の特性」のことを尤度《ゆうど》比といいます。また、どんな人に検査をすべきなのかというのは、言い換えると、狙っている病名の診断に際して検査の前にどれくらいその診断らしさがあるかの渦中にあるということになります。この様相を検査前確率あるいは事前オッズといいます。そして、これら事前オッズに検査の尤度比を掛けると、その検査によってその診断の確率が変化するのですが、掛けた後（＝検査をした後）のその診断らしさ・確率を事後オッズと呼びます。これらを図に示しました。

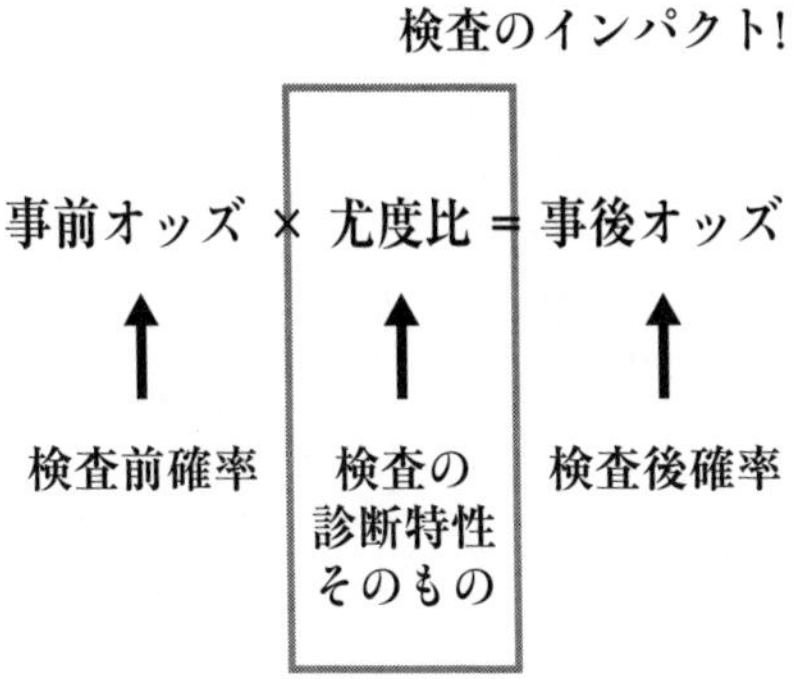

図は掛け算の式になっていますね。つまり、検査を意義深いものにするためには、事後オッズを高めたいわけです。では事後オッズを高めるためにはどうしたら良いですか？

そのためにはふたつしかありません。ひとつは、事前オッズを高めること。もうひとつは高い尤度比をもつ検査を選ぶことです。ここで私の語表現に注目しておいてください。私はそれぞれ「〜を高める」「〜を選ぶ」と言っています。診断とその正確さというのは、医師の強い主体からなるのです。

例えばこうです。事前オッズがほとんどゼロだったとします。世界一、世界でひとつしかない超高品質の検査をしたとしても、ゼロに掛け算するわけですから事後オッズはやはりゼロです。そのスーパーカーのような検査は意味がなかったということになります。もともと全然らしくない見積もりに対して、どんなに良い検査をしても、事後の見積もりはやはりらしくないのです。

こういうことも考えましょう。例えば事前オッズはそれなりにあったとします。そこに、特性としてあまり良くない検査をしたとしましょう（尤度比1に限りなく近い検査がそれに当たります）。すると、もしその診断らしさが75％くらいあったとしてもその「残念な」検査をした場合、1を掛けるだけですから事後オッズも75％となります。せっかく検査をしたのに、まったく事後確率が変わらないのです。4回に1回（25％）はその診断をとり逃がすというリスクが、まったくそのままになるわけです。もしこの残念な検査が、リスクや苦痛があったり高価だったりしたら、こんな割に合わない話はありません。

†オッズとは

先ほどからあまり断らずに「オッズ odds」という言葉を使ってしまっています。皆さんはこの言葉、どこかで聞いたことありませんか？　競馬ですよね。

オッズは競馬などのギャンブルのブックメーカーが、見込みを示す方法として長らく使ってきました。ブックメーカーとは、主に欧米における、賭け事の胴元のことを指します。例えばある競馬レースについて出場が予想される馬に対して、ブックメーカーの予想担当者が倍率（オッズ）をつけます。この倍率の付け方こそがブックメーカーの腕の見せ所であるわけです。勝ちそうな馬のオッズを高くつけてしまったら胴元が損しますからオッズは抑えますね。しかしオッズをゼロ～うんと低くするというわけにはいかないですよね。

他方、全然勝ちそうにない馬にはオッズは高くつけます。いわば馬券購入客に対して夢を与えるわけです。客としては勝ちそうにない馬に賭けてもし勝ったら、高い配当（払戻金）が入ってくるわけです。胴元としては儲からないので不必要に高いオッズは付けたくはないですが、低くしてしまうと客が喜びません。このように、ブックメーカーが主体的に「ほどよく」オッズをつけることが、興行としての質と収益に関わってくるという仕組みです。

長くなりましたが、まとめるとこうなります。(1)オッズとは「見込み」「事前の見積もり」のことらしく、(2)その見積もりは人によって違い、(3)オッズの見積もり方こそが腕の見せ所らしい、ということになります。

これを診断について当てはめても同様です。臨床では、オッズは、

「ある疾患が存在する確率と存在しない確率の比をとったもの」

と規定されます。これを絵で示すと、

●ある疾患が存在しない確率

◯ある疾患が存在する確率

となります。碁石のイメージで恐縮です。

すると、「事前オッズ（検査前確率）が高い」とは、

「検査前確率が高い」
とは、

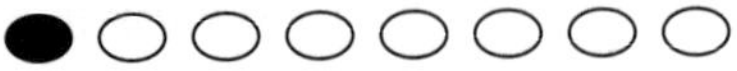

ちなみにこの場合、
オッズ比は7
確率に換算すると、7/(1+7)＝0.875

このような感じになります。この場合は、黒の碁石1個に対して白の碁石が7個ですから、オッズ比は7となります。これは確率にすると87・5％です。まあまあ高いですね。

では「事前オッズ（検査前確率）が低い」というのは次のようになります。

「検査前確率が低い」とは、

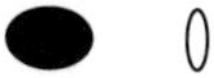

黒碁石1個に対して、白い碁石は……1個未満ですからもう歪んで描かれていますね。

さて、いまある疾患の事前オッズ（検査前確率）を、これくらいだと見積もったとします。ちなみにこの場合、オッズ比は3、確率に換算すると、3/（1+3）＝0.75で75％となります。まぁまぁ高いですが、まだまだですね。もっと高めたいですよね。これを、

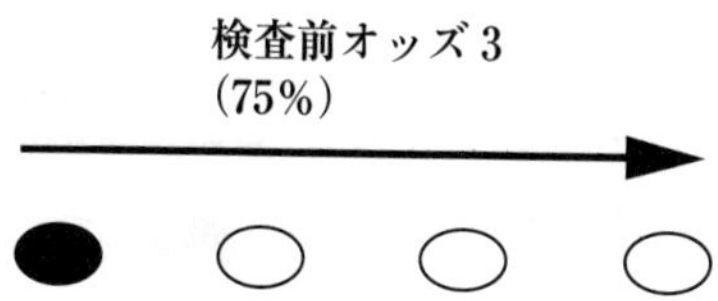

ひとまずこう表しておきます。そこで、いまある検査をして結果が陽性だったとします。

この検査の尤度比を文献で調べたところ、5でした。この状況を想像してください。すると、これに尤度比5の検査が陽性なのですから、事後オッズは、

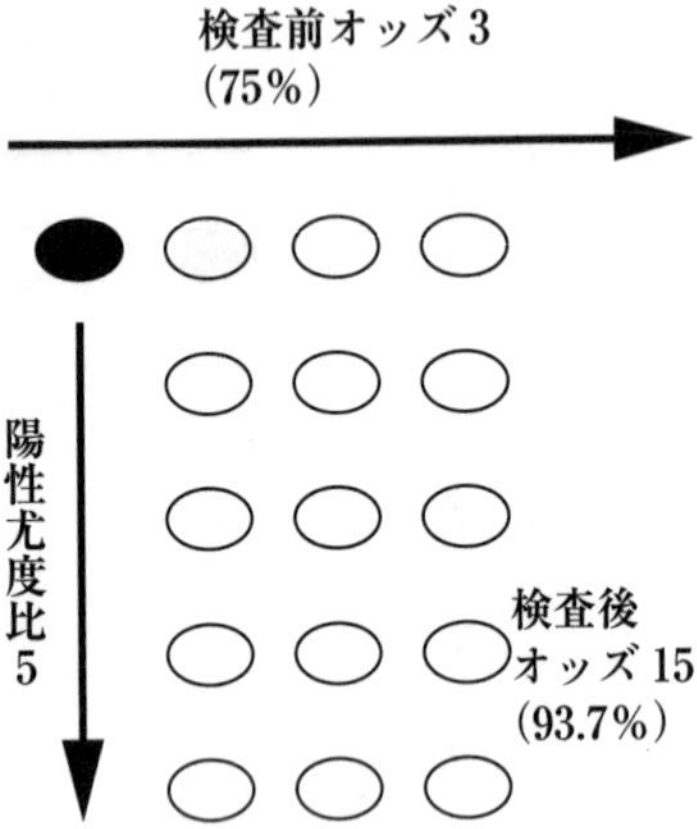

こうなります！　この、白の碁石が3つしかなかったのに、検査陽性がわかったことでバッと増えて一気に15個になった、このインパクトを感じてほしいのです。

次に、尤度比が5ではなく尤度比1・2と低い、残念な検査をして結果が陽性だったとします。すると、

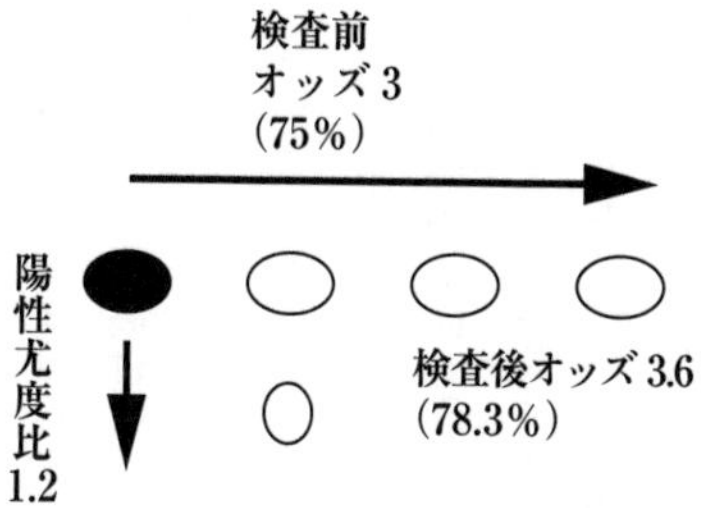

こうなります。あれ？　3個の白い碁石が全然増えた感じがしませんね。せっかくそれなりの検査前確率（オッズ3、75%）があったのに、診断特性の良くない検査をしてしまったために冴えない結果となってしまいました。インパクトは、体感的にはゼロです。

オッズという言葉を使うのはここまでとしますが、診断というのが医師の思考だけで行われるのはこんにち的ではありません。検査が医師の見積もりを補強するツールになりそうだということは、もともと何となくは感じていたかと思いますが、これでだいぶ理解が進んだかと思います。

†医師の思考に与える検査のインパクト

少しここでまとめると、尤度比というのは、検査後の担当医にインパクト（衝撃）を与えるということがわかります。またその尤度比は高いほどインパクトが強そうです。同時に、今回は例示しませんが、検査前オッズも結構大事だということも想像できると思います。事前オッズが高ければ高いほど、尤度比を掛けることによって受ける検査後のインパクトの強さが、大きく変わってきます。

ここでいうインパクトですが、これも担当医が主観として感じるものです。検査後に、これだけインパクトが高いのならこう考えようとかこの検査を追加してみようといったように、担当医の決断心理（意思決定）に関わってきます。ひいてはこれは確定診断や方針決定に寄与することになります。最初は競馬などを引き合いに出して、偶然性やギャンブル性のある話をしていたはずが、このように最後はちゃんとした確率の話に収束しました。そもそも確率というのはこういう話ですし、世の中も医療の世界も、確率で考えているのです。「絶対」な話は、医療では一切ありません。絶対に診断がわかる検査、絶対に副作用がない薬、絶対に治る治療。これら全部、存在しません。競馬やギャンブルと一緒にするとは何事だ、ではありません。もとよりそうなのです。診断における推論も、確率原理はギャンブルと同じなのです。どんな診断が考えられるのかなという着想の起点は、「賭け」なのです。

最後にどうしても強調したいことがあります。これまでにしたような話を皆さんにすると、それでも皆さんは尤度比の高い素晴らしい検査を望もうとします。

検査というのは、担当医にインパクトを与え、検査後の担当医の心理に影響をおよぼします。こうしたことが、担当医が行う意思決定に関係してきます。このプロセスの中で、「患者さん」という言葉は一切出てきません。つまり主体は常に医師なのです。医師がどう見積もって、どの検査をして、その結果どうその見積もりや気分が変わるか、なのです。場合によっては、患者さんから見て医師の様子が頼りなく見えることがあるのも当然だとは思います。そこで、次のようなことをぜひわかってほしいと思っています。

一つは、尤度比の低い検査というのは、医師の意思決定にあまり寄与しないばかりか、医師の心理に迷いをおよぼしノイズになってしまうかもしれないということです。医師も人間です。苦労してやった検査が、その性能の悪さ（例えばさっきのように尤度比１・２と低いとか）のためにかえって迷ってしまうようになったのだとしたら、正直「意味がなかった」となります。せっかくの検査なのですから、医師の意思決定に関与する検査を選びたいものです。

もうひとつわかってほしいのは、中途半端な見積もり（検査前オッズ）だと、尤度比の良い検査でも無駄になるということです。これは実はさっきも述べています。スーパーカーで修辞されるような高品質の検査であっても、事前確率が低いとまったく活かされないという話でした。

一連の「オッズの話」で示したこのような感覚は、ぜひ持ってほしいと願っています。正直言うと、私は患者さんはこのようなことは知らなくていいとこれまでは思っていました。ただ、現在世の中で「ＰＣＲ検査」などという超専門用語を患者さんがその辺で使うような時代になってしまいました。プロとしてはそのような超専門用語を今さらみなさんに「使うな」とは言いませんが、せめて検査というものに特性があり、それをどう使うかはプロが真剣に考えているのだということを知っていてほしいです。そして「ＰＣＲ検査」という言葉を使うのなら、これはかなり専門的な言葉なのですから、推論自体の確率原理について理解することを避けないで欲しいなと思います。そこで今回、このくらいは知っておいてほしいという事柄について急遽こうして付言しました。「先生、検査は先生が考えてくれたらいいよ！」と思われているのでしたら、本章の「**いい検査、悪い検査**」以降は全部読まずに理解しなくて結構です。

検査というものが、「やればやっただけＯＫ」「やって悪いものではない」というわけではないということを、ちょっとでもわかっていただけたでしょうか。ちょっとでいいからわかってほしいと思っています。

第4章　プロ診断医の視座――形態によらない診断

本章は、「みる」ということが一貫したキーワードになっています。「見る」ではないの？　いや、医者なのだから「診る」のでは？　などと思われたかもしれません。しかしこの章での「みる」は「みる」という気分です。少し真面目に言い直しますと、この章では形のないものをみようとする試みについて説明していきたいと思います。

また、本章よりついに「診断～臨床推論についての一般論」という趣の傾向は排されていきます。つまりここからは、國松という臨床家の、診断に関しての思うところをより存分に記述して参ります。私は、自分のしていることをこうして言語化して出版する、というプロセスを通してさらに「腕を上げる」ということを目指しています。出版という形を採るからには読者にわかるように書くのではありますが、誠に勝手ながら、「自分の中で言語化されないまま実践だけしていること」をあえて言葉にするということをしたいわけです。それをこの場に借り、自身の成長につなげるという「自分得」にもしようとするという勝手をまずお許しください。

ソースを詳しく書かず、あえてふんわりさせておきますが、総合診療のとある大家が「医学部の個別試験の入試科目は、物理・数学は不要で生物を必須にすべき」という意見を表していました。まあそれだけなら良いと思ったのですが、その前後がいただけませんでした。医療界のヒエラルキーに無言で従うというさまを「マインドセットされた」と表現した上で、そうした若者は「偏差値秀才の男子」に多いのだというのです。また数学というのを「全く使わないスキル」だと述べておられました。なんでも、数学というのは公理・定理に従って問題を解くので、入試科目として課せばマインドセットさせやすい人物を獲得しやすいのだそうです。しかも「医局」というのを数学の公理に見立てておられ、「公理に従って解く数学」というのを、「医局に盲従する」ということの修辞とし、数学ができる学生=マインドセットしやすいという推察をなさっておりました。曰く、これが多くの医学部入試で入試科目から数学が外されない理由なのだそうです。この大家によれば、数学と物理は、マインドセット用に仕込まれた試験科目だということらしいです。

私は、これには大反対です。むきになって全部否定した上で反論してしまうこともできるのですがそれも恥ずかしいです。とはいえ何か少し言ってみます。まず、数学というのを「スキル」としている時点で全くわかっておられないのだなと思います。これでよく「診断推論」などと嘯《うそぶ》き続けてこれたなと思います。数学はスキルではありません。件の大家が数学はスキルだと思っている証拠に、その大家は「ただし確率・統計は要る、必要だから」と言うわけです。これは本当に呆れます。大学に入り、これから学問をやろうというときに、基礎的な教養を身につけるための試験において「必要・不必要」という尺度で考えるとは、教育者として如何なものかと思うわけです。あまりにあり得ないので、相対的に私のほうが大人げないと自認してしまったのでもうやめますが、臨床医こそ、幅広い学問を通して良き教養を身につけるべきだと私は思っています。

ヒトでも植物でもいいのですが、生命を相手にするからには、数学や物理学の素養や思考はむしろ必須だと思います。

常識的に考えてもそうです。血行力学、肺の収縮・呼吸生理、消化管の蠕動《ぜんどう》、関節モーメントなど、どれとかどうとかではなく、ほぼすべての臨床医学に数学・物理学の考えは必須です。必須というか、無意識に理解の足しになっていると言ったほうがいいでしょうか。それが教養というものです。

例えば宇宙を考えてください。宇宙の創成を考えることは（比喩ではなく）最もスケールの大きい学問と言えますが、その理論を考えるときは素粒子の物理で考えたりするわけです。大きく複雑な現象も、原理がどうなっているかを知ろうとするところから始め、その原理からまた全体を考える。こうしたことは、科学系学問自体の基本とも言えます。

†鳥瞰的視野と顕微鏡的視野

さて小表題の鳥瞰的視野と顕微鏡的視野というのは、私の臨床医としての「視座 viewpoint」の特徴を現しています。全体をみることと細部をみることとの共存という意味合いではありますが、物理学が扱う「スケールを問わないこと」の重要性がここで繋がります。

鳥瞰というのは、飛ぶ鳥が下を見下ろしたときの様子を指していて、鳥瞰的視野というのはまさに「飛ぶ鳥の視野」のことです。全体を見ることの比喩的に使う言葉かもしれません。鳥瞰図というのは、空中から地上を見下ろしたように描いた図のことを言いますが、

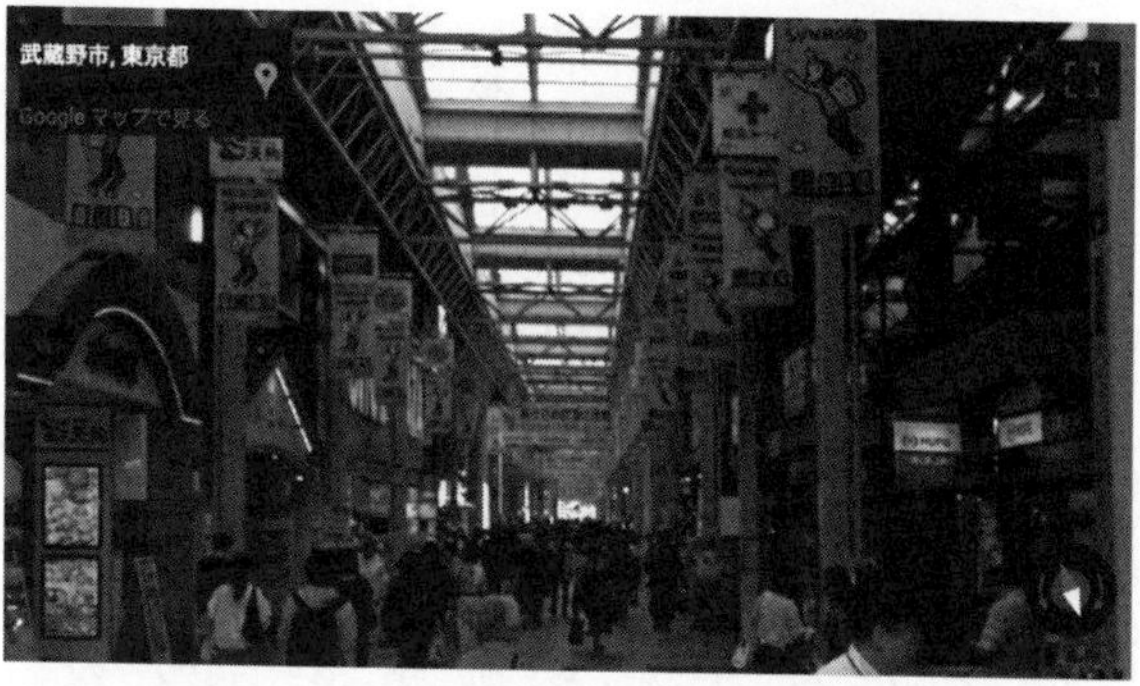

図1

こんにち的には空中（航空）写真と言ったほうが馴染みがありますね。

図1を見てください。これはよくある商店街の入り口から商店街を眺めたごく自然な、人の視野です。これ自体に深い意味はないので流してください。

次に図2を見てください。これは先ほどの図1の視野を得た場所のちょうど上方から見下ろした空中写真です。サークルはまさにその場所を指しています。では図2〜4を順に連続して見てみてください。中央のサークルの大きさが順に小さくなっていますね？　眼目はそこではなく、同じ場所（同じサークル）を見ながら、より高いところに上昇していき、眺め下ろした視野になっているのがわかると思います。他の周りの景色が徐々に入ってきています。これら図2→4のような視野がまさに鳥瞰的視野と思っていただければいいと思います。

一方、顕微鏡的視野というのは、これこそまさに文字通りです。通常のヒトの目では見えず顕微鏡でしか見えないような小さなものを解析しているような目線です。本来は、人間の普通の視野（みなさんの日常的な視野のことです）と鳥瞰的視野の対比をするのが通常でしょうけれども、私に関してはそれを当然とし、さらにはさながら病理医のようなミクロレベルの「ありよう」も類推する目線も取り入れるという、そんな努力をしています。

私自身の特徴でいえば、鳥瞰視が得意です。得意というか、難なくできます。例えば先ほどの図で、図1と2の間くらいの高さでの視野にしてみることもできますし、少し斜めにしたり、必ずしも真上から見下ろす（鳥瞰）のではなく、対象物の向こう側からこちら側を眺める視野を脳内に得たりすることもできます。

別の例をお示しします。私は自動車を運転しますが、運転席からの視界は当然見ています。ただ、脳の中は、運転席からの視野の他に、上空からの視野も認識できています。情報さえ得ておけば、交差点などを通過あるいは停止していたとして、その交差点全体の状況をまさに鳥瞰的に見ることができます。運転の場合に関していえば、その「情報さえ得ておけば」というのは事前の視認のことです。前もって、素早く、なるべく多くの情報を

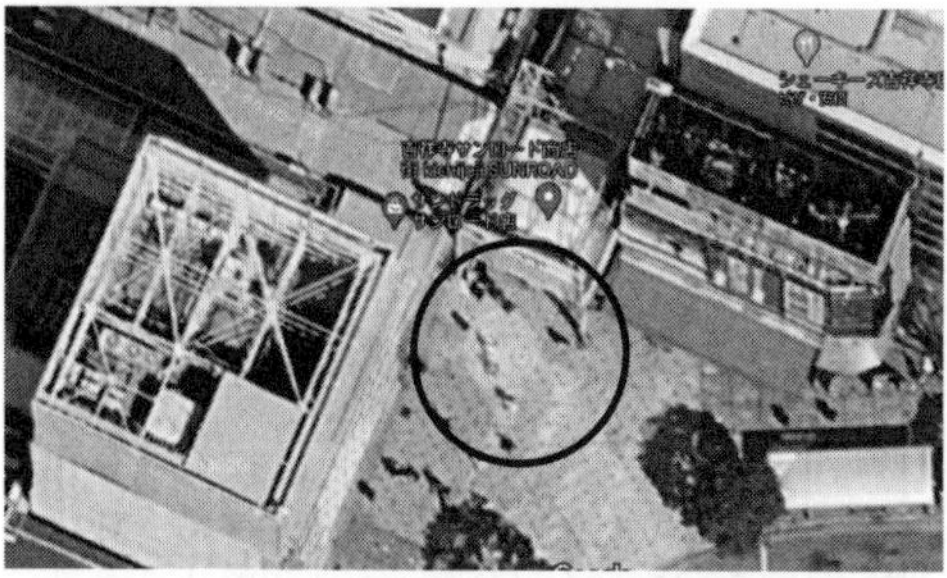

図 2

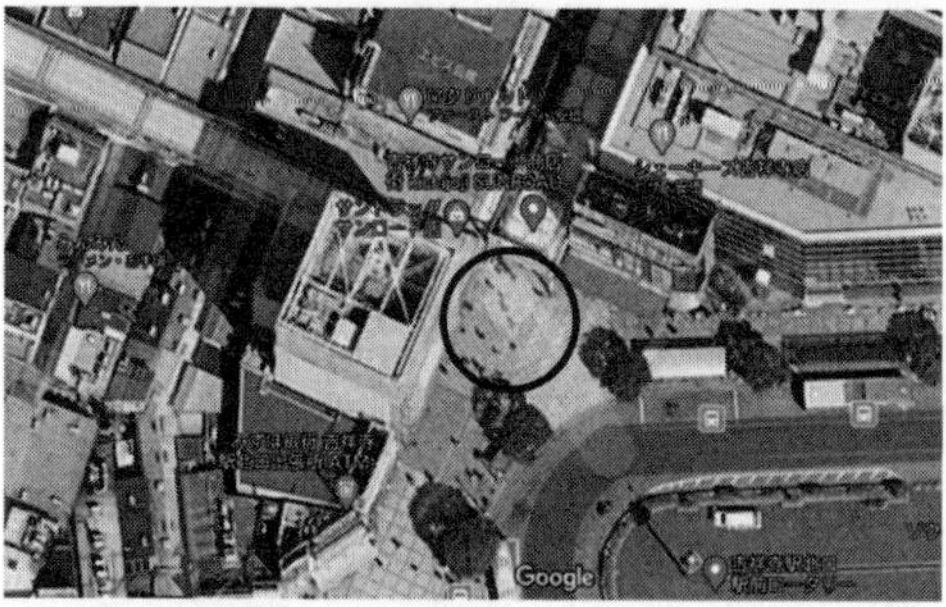

図 3

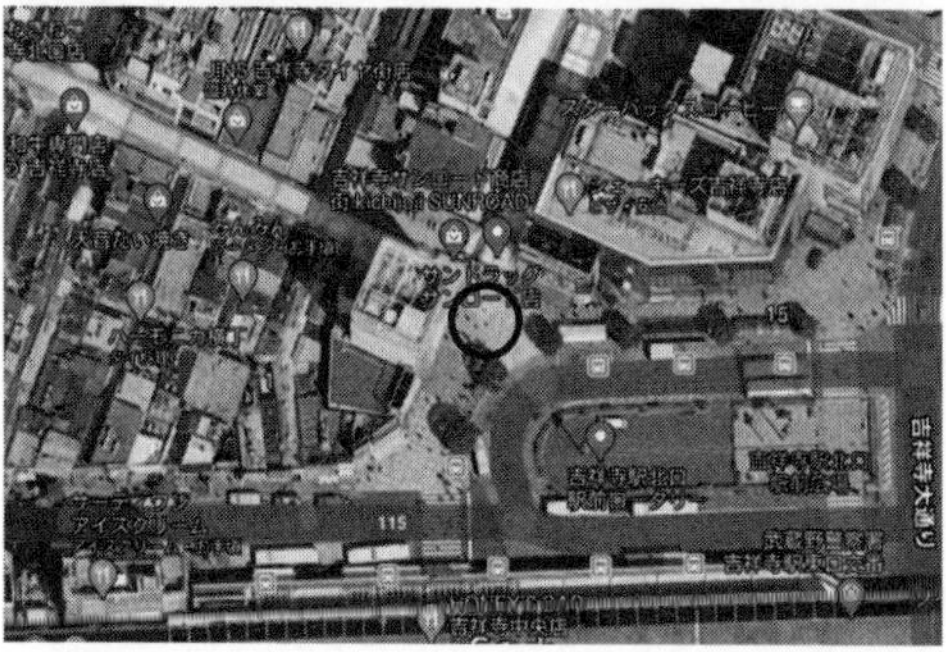

図 4

視覚を使って得ておいて、それを鳥瞰図としてに脳内に再構築しているというだけです(それをまあ、「通常視覚」と同時にやっているというのではありますが)。つまり妙な魔術や超能力などでは決してないということです。私はこれをなぜやるか、というか、なぜそうみえるかといえばたぶん安全だからだと思います。安全運転のためです。説明のためあえて極端に言いますが、私は近くの視野の視認が弱く、あまり注意が払われないのです。感覚的な話で恐縮ですが、先ほどの鳥瞰視は、そういった私の弱点を補強しているのだと思います。つまり、交差点に差しかかろうとするところで鳥瞰的視野を意識し、交差点とその周辺にある交通情報の一切を先んじて得ようとしているのです。そうすれば、自分周囲の近くのものに対する視覚の弱さを、ある程度補えるというわけです。

臨床での話に戻しましょう。鳥瞰視に比べれば、私は顕微鏡的な眼は弱いです。顕微鏡的な目は、まさに病理医の仕事そのものでしょう。ただ、ここで言わんとしている構図のようなものは「病理医の眼を持った臨床医」と「臨床医の眼を持った病理医」がいかに無双であるかということです。普通は、他方のことは自分でできないと考えて、コミュニケーションを取ろうとします。つまり医師同士で連携を取るのです。例えば内科医は病理医に連絡をとって一緒に考察する。逆に、病理医が内科医に電話してともにディスカッションをする。このように相補するのだと思います普通は。

しかし私は欲張りなので、なんとか病理医のような視座を自分で得られないかと考えながら臨床をしてきました。

†病理医のような目を持つ臨床医を目指す

自分に元々ある鳥瞰的視野と通常視野。これを活かし深みを持たせるにはどうしたら良いかと考えたときに、ミクロレベルで起きていることの想像ができればいいのだと思うに至りました。

病理学の真髄は「細胞の挙動をよむ」ことなのだろうと思います。細胞は組織となり、組織は臓器を作る。組織学とは、病理学とは、などを説明しようとすると大変です。一冊の本になってしまう……どころじゃありません。医学部医学科で1、2年かけて履修するくらいのスケールです。

「病理医の眼を持つ」のが良いのであれば、一時的に内科臨床から離れ、病理学教室や病理部の門を叩き、一定期間研修してみるのも良いと思います。しかし私はそれをしませんでした。一時的にでも内科臨床医から離れるのが怖かったからです。では、脇目も振らず病理学のテキストや医学書を読むのが良いでしょうか。それも悪くないと思いますが、なんせそれにはかなりの時間が取られてしまいます。自分の本来業務にまつわる知識の維持やアップデートだけでも手一杯なのにです。

†診断における【十一の斬りかた】

こうなるともう、気合いしかありません。気合いというか、発想の変換ですね。私はあるとき自分に内的変化を起こす、つまり自己を啓発することに成功しました。臨床医として診断をするときに、次の表のような、【十一の斬りかた】を持つこと決め、修練することにしたのです。

これら（表）は全て医学用語ですから、皆さんはすぐに理解が及ばないと思います。専門用語を一般の人もわかりやすく伝えようとするとき、多少の齟齬を生むリスクはあるのですが、ひとまずそれを恐れずに簡単に順次説明をしていこうと思います。

浸潤性（Infiltrative）

浸潤という言葉をどう説明しようか迷いましたが、「浸潤する・浸潤」に対応する英語

診断における【十一の斬りかた】

浸潤性 Infiltrative
機能性 Functional/Dysfunctional
肉芽腫性 Granulomatous
蓄積性 Storage
腫瘍性 Neoplasmic
増殖性 Proliferative
変性 Degenerative
自己免疫性 Autoimmune
酵素欠損 Enzyme defect
虚血性 Ischemic
解剖学的異常 Anatomically abnormal

（國松淳和『内科で診る不定愁訴』中山書店、2014年、150頁より抜粋・少し改変）

infiltrate/infiltration の語義から考えると良いかもしれないと思いました。

英和辞典で infiltrate を調べると、(1)（スパイなどを）潜入させる、(2)（液体やガスなどを）しみ込ませる、というのが代表的なふたつの意味だとわかります。まさにこの意味から連想すれば問題ないと思われます。ちなみに医学用語としての辞書的意味は、「炎症や悪性腫瘍の発育の場が、隣接する組織中に侵入すること」となります。私はこういう説明で済ませたいのではありません。細胞、病気などのありよう・さまの動きをイメージとして表現したいのです。

スパイの潜入捜査を想像してください。堂々と侵入するイメージはないですよね。密かに、いつの間にか、相手の包囲網などをくぐって侵入するイメージですね。で、どうするのでしょう。スパイは基本的に悪いことをしますよね？　病理組織学的な意味の「浸潤（性）」というのも、悪い挙動のことを指すことが多いです。癌細胞や炎症細胞が代表的です。奴らは正常組織をかい潜って本来は破ってこない防衛網を越えてきます。そして結果的に「悪いこと」になります。スパイじゃなくてもいいです。例えば悪いハッカーを想像してください。例えば厚生労働省のデータベースに侵入して情報を抜き取る。これも infiltrate のイメージです。密かに悪いことをしている、というイメージに合いますね。

（液体やガスなどを）しみ込ませるというのも浸潤のイメージそのものだと思います。液体やガス同様、細胞も相対的には小さな粒ですから。それらが不適切な領域へしみ込んでいってしまうイメージです。よくないことになる、という病的さの仕組みや力動を感じていただけたでしょうか。

機能性（Functional/Dysfunctional）

機能性というのは、少し文脈が途切れて恐縮ですが、病理学の話から離れます。機能に問題がある・機能異常というのは、細胞・組織・臓器すべて、原則として壊れたり変質したりはしていないとお考えください。これを前提にするとわかりやすいです。登場するキャストに不揃いはないのです。

つまり「臓器の働きがおかしいだけ」ということになります。臓器の様子を指すことが多いです。例えば機能性ディスペプシアという病態があります。これは症状的には大なり小なり胃部の不快全般を指すことが多いです。一般に胃部の症状が辛い場合は、胃粘膜の状態を調べるために上部消化管内視鏡（胃カメラ）を行いたくなります。実施し、それでもぱっと見全然異常がないことがあります。それでも胃部の症状がとても辛いとします。

どうしますか？　原因不明ですか？　名医を探しますか？

そんなことをしなくても大丈夫です。いえ、むしろしないでください。いいですか、そんなことはよくあるのです。では精神的なものですかと考える患者さんがいます（たまに医者でも……）。これも、すぐにそうは考えません。これは機能がおかしいと考える状況です。胃カメラが正常でも、胃部の症状は辛くなるものなのです。これはつまり胃の機能が悪いということなのですが、胃が十分に膨らむ（医学的には拡張すると言います）べきときに十分膨らまず、ぎゅ〜っと縮んでほしいときに縮まらない。こんなような様相が推定されます。これを、胃の働きが悪い＝機能が悪いと考えています。病的さの存在を推定する目を持つために必須の斬り口です。

こうした「症状はあるが検査で異常がない」といった場合は、日常的にはほとんどの患者さんがこうした何らかの機能性病態であることが多いです。この「機能が悪い・働きが悪いという仕組み」は一般の人も覚えておいて良いと私は考えています。具体的にはこうです。症状があって辛い、あるいは心配だというような理由で医療機関に行き、検査を受けたが異常が全くなかった。まさにこのときのことを想像してください。次の検査を医師から提案されたらそれに従えばいいだけです。そうではなく、「まあ大丈夫」ということで検査を勧められず症状を和らげる処方を提案されたり、経過観察という方針となったりしたときです。このときは、「機能性」の病態を考えることが多いです。つまり、検査に異常が出ないということは、体のパーツや臓器に不全や変質は起きていないということが推測されるわけですが、だからと言って気のせいということではありません。働きがおかしいと考えるのです。

その上で皆さんにお願いしたいことは、検査の異常がないからと、疑心暗鬼にならないでということです。もう一度言いますが、症状があっても検査に異常がないことなんて、日常毎日いつでもどこでも春夏秋冬、夜昼いつでもあるのです。しょっちゅうです。検査で異常が出ること、あるいは症状に対するカチッとした病名がつくことなど、全体からすれば少数派です。お願いだからこれをわかってください。

肉芽腫性（Granulomatous）

これは病理用語です。急に難しくなったと思います。

私たち臨床医は、炎症があるかないか、ある場合は慢性か急性かなどを、苦労して情報を得て推測するに至りますが、病理医は一瞬でそれを知ることができます。これを「ずるい」と呼びます（失礼）。

肉芽腫性変化というのは、炎症という病的現象の一派生とお考えください。特に慢性の炎症のこと言いますが、これでも難しいですよね。基本的に炎症というのは、病原体やウイルスの侵入のような「急な生命の危機」に対する免疫学的な防御機構であると考えるとわかりやすいです。危機なので、周囲への悪影響を厭いません。多少犠牲を払う、周りを激しく傷つける。そんなことを構いはしません。病原体をやっつけるためですから。しかし慢性的な炎症というのは、地味でゆっくりとした戦いです。急な生命の危機は訪れていないのです。例として一部の特殊な病気のことを言ってもいいのですが、ここではわかりやすく結核菌のことを考えましょう。

結核菌は賢いので、人間の体にぜひ棲み着きたいがために、人知れず侵入します。症状を出させることなくいつのまにか体に入り、何もその人に悪さをせずに長期間住んでいたりします。ただ人間の免疫もよくできています。侵入は許してしまったものの、結核菌側が少しでも活動してしまうならば、負けじとある種の防御機構を働かせます。それは囲い込み作戦です。炎症細胞が直接的に結核菌を死滅に誘導することができないのであれば、もう囲い込むしかありません。閉じ込めてしまうわけです。この様子は、私の場合はビー

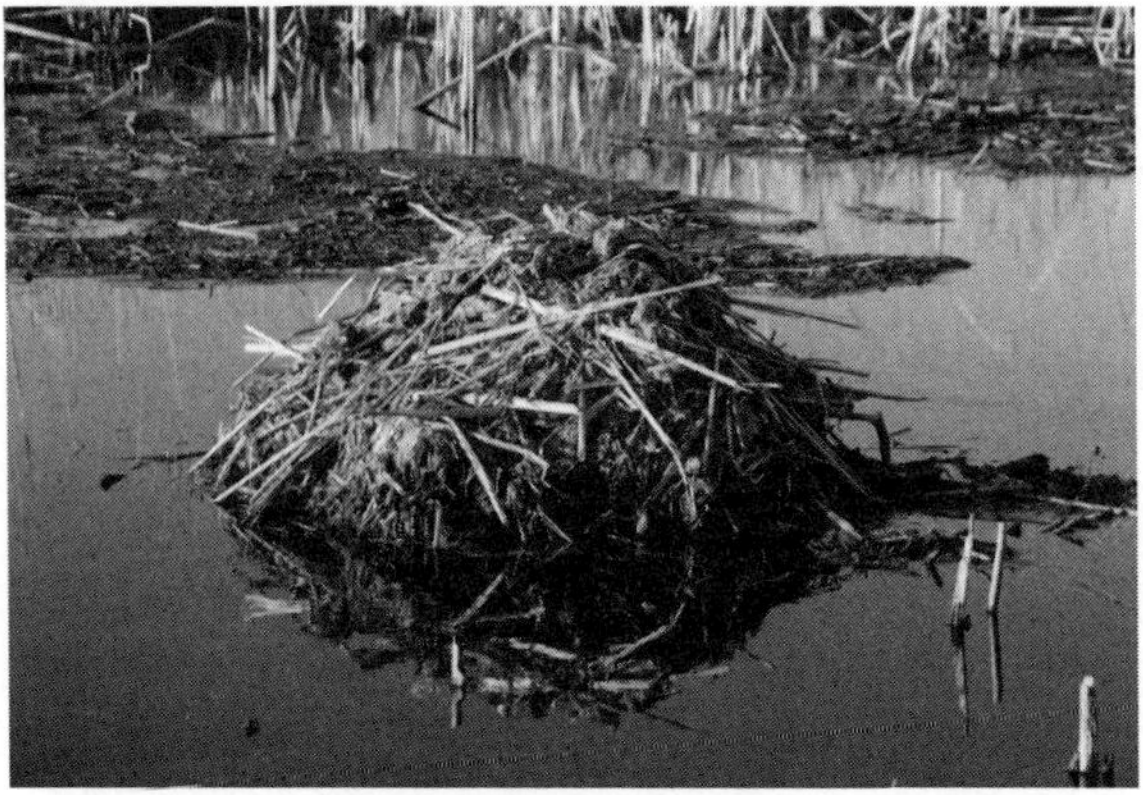

図5　ビーバーの巣を外から見たところ

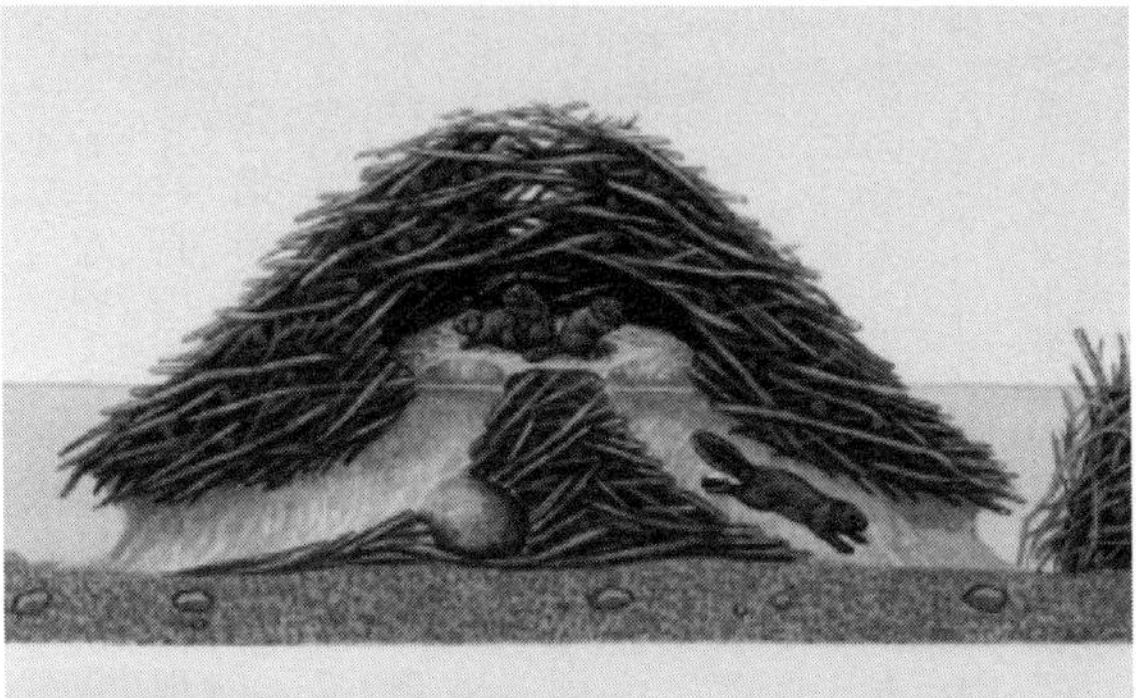

図6　ビーバーの巣の内部口

バーの巣のイメージです（図5、6）。

ビーバーは面白い巣を作ることで有名です。有名なのでここでは一から解説しないですが、急にすいませんがそんなイメージを私は勝手に持っていました。病理医の田村浩一先生は、「牢屋を作って閉じ込める」イメージとご著書で書かれています。この牢屋（私の場合はビーバーの巣）のことを肉芽腫と考えるわけです。顕微鏡レベルでは、この牢屋の様子はすぐにわかるので、すなわち肉芽腫があることはすぐにわかり、その上で、ということは肉芽腫を作るような病気の原因としてはコレコレが考えられる……などと考えることができます。つまり、肉芽腫があるとわかると肉芽腫を作る病気の要因を考えればいいというように思考を切り替えられるので、類推に一役買います。

蓄積性（Storage）

「ストレージ」という言葉が通じると思いますのでイメージしやすいかもしれません。ただ、ちゃんと説明しようとすると非常に難しいです。リソソーム蓄積症（ライソゾーム病）という概念があって、知りたい方はこのキーワードで調べても良いでしょう。ただ、まれな病気を想起せよというスローガンではありません。病態の仕組みのイメージを示したいだけです。蓄積性というのは、何か余計なものが組織にたまるイメージの病気を想起するための斬り口です。科学的な厳密さと離れますが、アミロイドーシスというアミロイドたんぱくが諸臓器に沈着する（たまる）病気なども含まれるので、臨床医としては実践的な斬り口と言えます。

腫瘍性（Neoplasmic）

これは病理学用語といってもいいでしょう。未熟な細胞が異常に増えるというのと、適度に細胞が死ぬプログラムが破綻するということが共存している状態をいいます。ただ細胞が度を超えて増えるというのは、炎症を惹起したり組織・臓器を変形させたり、腸管や血管を寸断させたりする結果となるので、そうなってしまえば、著しい症状や画像検査異常などで比較的短絡的に診断がつきます。プロ診断医としては、そうなる前にこの腫瘍性病態を想起したいわけです。頭が混乱するかもしれませんが、良性腫瘍という言葉もあります。まあそのあたりはやめときましょう。

増殖性（Proliferative）

一瞬耳触りは良いですが、実際には非常に難解な概念です。前項の「腫瘍（性）」というのは、実際上は狭義には「癌や肉腫かどうか」であって、「顕微鏡で診る」という状況さえ作れれば病理医によって「癌や肉腫かどうか」は瞬間的に判別されます。「増殖性（Proliferative）」というのは、リンパ増殖性疾患〜リンパ腫あたりの病態を想起させる斬り口です。普通は考えなくていいかもしれません。國松用かもしれません。「癌や肉腫かどうか」が比較的すぐわかる世界とは異なり、リンパ増殖性疾患というのは良性・悪性の二つに分けられる、というほど単純なものではないのです。全くの良性、そして著しく悪性、の両極端があったとして、その範囲内でのグラデーションの世界なのです。つまり、そもそも良悪性の境界が不明瞭です。また、悪性だなと思えても、どれくらいの質と量で悪性かの判別が難しいです。

一般の皆さんへのメッセージとしては、担当医がもし「リンパ腫の可能性も否定しきれない」と言ったら、その含みは「広大なことが考えられてほんとにまだよくわからない」と思っていてください、ということでしょうか。癌は、病変さえ含まれていれば、病理医が残念なくらいほぼ瞬間的に判定しています。その意味で、癌という病気の全体像がわかっていない間は、担当医が「うすうす癌とわかっていても、きちんとわかるまで」患者さんにぼやかして説明しようとしていることもあります。「リンパ腫も否定できない」というのは、大真面目にリンパ腫を濃厚に疑っている言い方と受け取るのではなく、「ああ、先生もよくわからないんだな」と一度ひと呼吸置く合図だと思ってください。そして実際に深呼吸してみましょう。

変性（Degenerative）

これは病理学用語でもあります。細胞レベルでみたときに、細胞の中に何かがたまるとその細胞としては性質が変わってしまうことになります。細胞は基本的には「代謝」という重要な活動を行っていますから、代謝障害を起こしてしまうというのが生体としては困るわけです。先ほど「細胞に何かがたまる」と言いましたが、すぐにおおごとにならないようなこともあります。例えば、膠原線維（コラーゲンというものです）といって結合組織という種類の組織が細胞にたまり始めることがありますが、これも病理医によって「硝《しょう》子《し》変性」などと言われて一行で判定されてしまいます。ここではそこは詳しく問わず、「変性」というのが病態のありようを示す斬りかたの一つとご認識ください。

ただ、「変性」といえば神経内科の病気で「変性疾患」というものもあり、私個人はそれも含めています。とはいえ本質的には一緒で、仕組みは結局「神経細胞の死」「異常たんぱく質の蓄積」といった病理学的な点で説明できるからです。病理学って素晴らしいですね。先に言えばよかったですが、神経の変性疾患は病名レベルでいえば、アルツハイマー病、パーキンソン病、筋萎縮性側索硬化症などが代表的でしょう。いわゆる神経難病と呼ばれるものたちです。

自己免疫性（Autoimmune）

免疫という言葉がついに出てきました。免疫というのは基本的には、外から侵入してきた病原体などの異物に対して働くもので、当然ながら攻撃して排除に向かわせるための機構です。ここまではまずよろしいですね。

では自分の成分（細胞など）に対してはどうでしょうか。述べたように、免疫というのはかなりきついシステムですが、驚くことに自分自身か敵（非自己）かが区別される機構が働いているのです。これは、ある特定のものに対してのみ免疫という攻撃が届くというのではなく、免疫という攻撃自体はある意味一律で本来は無差別攻撃です。しかし、自己成分だけは手加減されるというかそこに寛容が生じるのです。これをまさに免疫寛容と言って、健康人では免疫という攻撃に反応しないような状態が作られています。一種の防御機構なわけです。攻撃する側が敵を選んでいるというより、守る側が工夫して攻撃から免れているのです。すごいシステムですよね。

さて自己免疫疾患では、この防御機構が成立していません。つまり自分自身の組織細胞を、病原体などと同じように認識してしまい、免疫がそれに対する抗体を作ってしまう状態になっていて、この病的状態を自己免疫性という斬り口にしました。すごいと思われたかもしれないですが、すごいのは免疫システムであって私ではありません。そして自己免疫というのは有名な病態であり、医師全般に通ずる視点ですのでここではこれ以上掘り下げません。

酵素欠損（Enzyme defect）

生体の中で行われる化学反応を促進するために働いているのが「酵素」です。酵素はたんぱく質でできていて、たんぱく質はアミノ酸の組みわせでできていて、そしてアミノ酸は遺伝子の組み合わせで規定されています。つまり、酵素が異常ということは、遺伝子に異常があるということであり、遺伝子関連疾患と親和性があるということになります。酵素が欠損した病態、遺伝性疾患を直接扱うことが多いのは、小児科の先生かもしれませんね。

私の視点は、そういうところにあるだけではありません。例えば皆さんでもお酒が強い人と弱い人の話を聞いたことがありますよね。アルコールは吸収されると割とすぐに分解が始まります。主に肝臓で行いますが、まずはアルコール脱水素酵素（ＡＤＨ）でアセトアルデヒドに酸化されます。この過程も酵素でやっていますがここではあまり個人差は出ません。アセトアルデヒドはまだ有毒物質ですのでさらなる分解が必要です。そこで有名な2型アルデヒド脱水素酵素（ＡＬＤＨ２）です。これによってアセトアルデヒドは、無難な酢酸に酸化されます。そうするともう肝臓のような「代謝活動の首都」で扱わなくてよくなるので、血液に乗って筋肉や心臓のようなところで分解の続きが行われます。

2型アルデヒド脱水素酵素は、その合成はやはり遺伝子で規定されていますが、3つのタイプが存在します。2型アルデヒド脱水素酵素がまともに働くタイプ（活性型）、活性型に比べるとアセトアルデヒドの分解が下手くそで、完全な分解までがひどく遅くなってしまうタイプ（低活性型）、そして2型アルデヒド脱水素酵素が「全く」働かないタイプ

（非活性型）です。活性型以外の人がアルコールを飲むと、血液中のアセトアルデヒド濃度が上がってしまい、フラッシングというういわゆるお酒に弱い反応（顔面紅潮・動悸・頭痛）を起こしてしまいます。

私の眼目はお酒の話ではなく、「酵素欠損」の病態を認識する斬り口として、合成される酵素の「まともさ」を感じ取る感覚というのが臨床医的には大切だということにあります。まずその酵素が完全体なのか、ほとんどちゃんとしているけど少しだけ不具合があるのか、かなりの不具合が元からあってちゃんと機能するに及ばないのか、などに分けられることになります。アルコールでは、3つに分けられてクリアカットに思えたでしょうが、何であれ3つに綺麗にわけられているわけではありません。ここでもグラデーションの世界なのです。

例えば、臨床的になぜこの患者さんは血栓症を起こしたのだろうと考えるとします。それを考える上で凝固因子というたんぱく質のことを当然意識はします。そのときに、いろいろ原因が考えられるけれども、もしかしたら血液をかたまらせないように適度にしておくたんぱく質（凝固因子）が少し欠損しているから、血液がかたまりやすい傾向が少し生まれてしまい、結果として血栓ができてしまったのかもしれない、のように考えたりします。その着想を生むための斬りかたが「酵素欠損」というわけです。欠損というと、ある（100）・ない（0）の世界線を分けるような言葉ですが、実際には完全欠損・不完全欠損という言い方となり、欠損のされ具合が非常にグラデーションを帯びているというイメージのほうが合います。

虚血性（Ischemic）

虚血というのは、組織や臓器に血流を介して栄養と酸素が十分に届かなくなってしまうために臓器の働きが障害されてしまうことを言います。ここでの斬り口は、結果としての臓器の働きの障害に焦点を当てるのではなく、血管・血流の寸断される仕組みのことを着想しようとするためのものとお考えください。「自己免疫性」同様、臨床医にとって有名な機序であり、ここでは当たり前のものとして掘り下げません。ただ、腸炎といえば普通はウイルス性とか細菌性とか炎症性である一方で虚血性腸炎という病態もありますし、肝炎・肝障害もウイルス性や薬剤性などの一般的な原因もありますが、虚血性肝炎という病態もあります。つまり、臨床医がいつでも油断せずに持っていて良い「斬りかた」であるわけです。

解剖学的異常（Anatomically abnormal）

解剖学とは、ショートアンサーで答えれば「正常な形態と構造を研究する学問」ということになります。ここで本章のサブタイトルを思い出してください。「形態によらない診断」でしたね。すると本項の、解剖の異常を意識するというのは、形態を重視してみてみようということになります。一見相反することを言いますが、はっきり言ってしまえば形態学は大事です。医者が頻繁に使うCTは、あれはまさに形態をみています。バリウム検査がありますね？　あれもまさに胃や胃粘膜の形態をみています。形態という存在を示すことで診断をするわけです。

一方、機能という言葉があります。それは113頁ですでに解説しました。

米国の建築家ルイス・サリヴァンは「形態は機能に従う」という有名な言葉を残しました。デザインと機能性との密接な関係性を言った言葉とされていますが、建築・デザインの世界でいまも引き合いに出されます。「良い機能を追求していけば、自然に良いデザインになる」という思想です。もちろんこういうのは「思想」などにはしてはいけないと思っていますが。

東京医科大学人体構造学講座の伊藤正裕教授は「形態には機能が宿り、機能発現には必ず形態が伴う」と言いました。これは、形態よりも機能を詳しく調べ分析すべきだとの意見に毅然と反対する陳述でした。

少し論筋が拡散していきそうになりましたが、ここでの「解剖学的異常に注目する」というのは、機能を意識して人間の症候をみていく段にあっても、その重要性は褪せないということの強い再認識なのだと考えてください。形態（解剖）と機能を制したのなら、臨床医としてはほぼ無敵に近いかもしれません。「形態」に対応する学問が解剖学なら、「機能」に対応するのが生理学です。生理学に関しては後で解説を加えます。

さあ、このあたりで【十一の斬りかた】についての解説は終わりになります。念を押しますが、この「斬りかた」の要諦は、実際には全てこれを脳内でやっているということです。そういう目でまず対象をよくみてみる。それで画像検査や病理検査をしてみる。あるいは、またその後で【十一の斬りかた】でもってまた考えてみる。形態だけに頼らない思考についての、私の臨床医としての思考様式の一端がおわかりになったでしょうか。

†肉眼で病理組織をみる：「病理内科」という発想

【十一の斬りかた】というのは、思考行為です。脳内で【十一の斬りかた】によって対象をみつめるということの真髄に実際上の名前をつけると、「病理内科」という言葉に集約できるのではないでしょうか。これは完全に私の造語なので、インターネットで調べても出てきません。病気の起きている理屈を、実際に切ったりすることなく考えて探査するイメージの仮想診療科です。

真髄なんて大げさな、と思うかもしれません。ただ、私はそれに迫りたい。一部を言葉にすれば「肉眼で病理組織をみる」ということになります（※実際には病理組織は顕微鏡でみるのであって肉眼ではみられないのですよ、念のため）。

ただ、これすらも私の診断医としての視座の全てではありません。患者さんというのは、大なり小なり社会の中に生きていて、その社会からの作用・反作用による身体への影響はゼロではありません。人と人どうしの力動もあります。あるいは例えば、関節の動きが悪いことが体全体の動きに悪影響を及ぼすのであれば、関節の中で何が起きているかにこだわる必要も出てきますね。対象物の大きさの単位が大小いろいろでも、原理は一緒というわけです。

つまりは、ミクロレベルのありようと身体全体の働き、どちらにも注目することが理想だということです。本章最初で述べた、宇宙というものを物理学というものでみていく視座が重要になるわけです。ヒトの症状に対して診断を行うことに際しても、やはり大小のスケールをみるために視野・視界・視点を適宜調節する必要があるのです。先の東京医科大学の伊藤正裕教授は奇しくも、解剖学は「分子―細胞―組織―器官―器官系―個体という軸を持ってwhole bodyを観る」のだと言いました。分子レベルから個体レベルまで隅々眼を行き渡らせて「みて」いくのだとあらためて思わされます。

✝正常生理と病態生理

生理学という学問があります。解剖学のときと同様ショートアンサーで答えれば「正常な人体におけるさまざまな生命現象を機能の面から解明しようとする学問」ということになります。ただ、臨床医が診断の話をしようというとき、なぜ生理学という学問を持ち出すかといえば、患者さんの病気の原因を知りたいからです。

医学部学生時代の講義の出席や座学、自宅学習をサボりにサボり倒していた私が、一体どの口で言うのだと（特に大学時代の同級生は）言うでしょうが、解剖学や生理学は本当に大事です。

臨床経験10年くらいの時点で、医学部学生への指導と引き換えに、解剖学・生理学の講義や実習を受けることができるという制度を作ればいいのにと本気で思います。学生も、実地経験のある臨床医と議論できるし、臨床医も解剖・生理を見直して学び直し、自らの臨床力アップにつながります。考えるだけでわくわくしてきました。医学部の基礎講座の教員の先生がこれをみたら導入して欲しいです。

さて「生理学」の具体例です。これが難しいんです。なにせ扱う対象はすべての生命現象ですから。体温やミネラルや水分、心臓や肺や腸の働きの調節、代謝、ホルモンや自律神経の調節……もうすべてです。これでも一部です。生理学が、正常の生命活動の「しくみ」全般を扱うのであれば、異常のことについてはどうでしょうか。つまり、その病的さがどういう「しくみ」で起きているのかについて理解しようとする概念もあるはずです。これを病態生理と呼びます。医師はこの「病態生理」というものにこだわります。

病態生理を知るということは、診断をつけることと、非常に仲良しです。生理学を折に触れ学び直し「地固め」しておくことが、診断力および診断力向上のために前提として必要であると言っておきたいです。

一般の皆さんに申し上げておきます。「病態生理、大事なのか～」と思っていただけたと思います。だからと言って、医療機関に行って「先生！　私の病態生理を調べてください！」とか言わないでくださいね。というか、それは私の説明が全くわかっていないことになります。病態生理というのは検査してわかる対象物ではなく、医師の脳の中にある「知識と思考の合わせ技」なのですから。

†解剖学×生理学

ここまでで、形態（解剖）と機能（生理）を制すれば、すなわち臨床診断を制するということが、なんとなくわかっていただけたと思います。形態に関しては、幸い画像検査の発達によってもともと脳内での可視化や立体画像再構成能力がない者でも、なんとかなる時代になってきたと思っています。例えばＴＶゲームの画面や操作感を見れば、昔といまの違いは歴然ですが、あの感覚に近いものがあります。

それでも、だからこそ、解剖学の素養と基本知識が脳にあるというのは、臨床思考において強い基盤になります。今回小表題を「解剖学×生理学」としましたが、まさに掛け算の関係性です。この二分野が強いと本当に強いですね。あればあるほど良いですが、逆に画像検査や病理検査（による形態の把握）ばかりで、機能（生理学）を全然考えなかったならば、掛け算の関係なのでその積はゼロになってしまいますね。つまり片方をゼロにしてはならず、どっちも考えていく必要があるのです。

†非形態学的診断

本章は、章サブタイトルを「形態によらない診断」としています。これも私の造語で、思い切った書き方だと自分で思っていますが、この非形態学的診断というものについて少し説明したいと思います。

勘のいい読者なら、ここまでの記述で私の眼目がここでご理解いただけているかもしれません。非形態学的診断というのは、「形態診断が要らない」とか「形態の把握なしに診断がわかる」とかそういう意味ではありません。

繰り返しになるかもしれませんが、昨今の現代医療の診断というのが、とにかく検査に依拠しがちなのです。これは、医者も患者もです。頭痛がする。脳梗塞が心配。だからMRI検査をして欲しいと病院に行く。医者にMRI検査の実施を求める。あるいは今度は医師の例です。お腹が痛いと問診票に書いてある。医師は忙しいのかとにかくまずはCTをオーダー（診察の前に?）。

画像検査が素晴らしいものと思ってしまうのが、社会学的になぜそういう行動になるのかを考察するのは私の「専門外」ですが、こうした「形態学偏重」を個人的に避けたいというのが私の考え方なのです。だから、形態把握を軽視しているのではなく、むしろ形態に拠らない部分での思考を意識してこれまでやってきたのです。私だって、病歴聴取と診察によって脳梗塞と思えばMRIをお願いして診断を行います。ちなみに頭痛が初期症状になる脳梗塞はほぼなく、総合判断でよほど脳梗塞もあり得ると考えない限り（頭痛だけで）まず疑う疾患ではありません。

ただ、形態によらない診断というのを長い間にわたってたくさん考えていたら、自由が生まれいろいろな発想ができるようになった気がしました。形態把握の可視像は、しょせん二次元です。（昔はフィルムでしたが今でも）PC端末画面やエコー画面の二次元の画像です。「え?　立体じゃん。三次元でしょ」と言われる人がいるのでしたら、それは脳の中に三次元を投影しているのです。肉眼でみている画面はあくまで平面の二次元で、それを脳内に次次元の三次元立体像を映して認識しているのです。そのときのその「思考」

が、パッと労せずできる人は、そうすることに脳の相性が良いわけです。トレーニングしてできたならそれはトレーニングの結果です。逆に立体視が難しい、できないという人がいても良いと思います。そういう人は、私の経験則になってしまいますが、何か別のことに長けているはずです。むしろ非常に長けていますね。例えば文字や数字の記憶や、物事の整理などです。あるいは、例えばたくさんの文字列や文章の中で、フォントやフォントサイズのわずかな違いなどに瞬時に気づけるなどの、何か別の脳機能が長けているものと想像します。

少し散逸しましたが、本章は、肉眼でみえない、つまり形として認識できないようなことでも認識しようと努めるという思考基盤があるということについて書きました。そうした思考は、天賦の才能で片付けるのではなく、それ自体を一種の行為と考え、その行為を自分で意識していけばいつか次元を変えた思考ができるはずだと思っています。

本章で述べたプロ診断医の思考行為というのが、解剖学や生理学のような基礎的な「地味な」学問の固い地盤の上に成り立つこともわかっていただけたと思います。流行り廃り、チェックリストのようなものの穴埋め、ネット検索、などで読み取れるほど、診断は甘くはないのです。

第5章 時間をみて、動かす

前章では、「みる」はみるでも肉眼でみえないものでもみようとする診断について説明しました。そこから発展させ、形として認識できないようなことでも認識しようという思考基盤について提示したつもりです。

本章では、本来見えないものを認識するという前章のコンセプトを引き継ぎつつ、別軸でそれを深めそれが診断にどう生かされているか、私はどう考えているかについて説明していきます。

具体的には、「時間」というテーマを起こしてみます。時間というものは、見えませんよね。見ているとするならば、それは時計を見て時刻を認識しているということですよね。時間を計測するというのも、ストップウォッチのようなものを使って経過時間を認識しているわけです。しかし、肉眼で直接「時間」というものを見ているわけではありません。文字盤と針、あるいはデジタル数字を見て、時刻や計測時間を認識しているに過ぎません。

つまりこのとき「時間」というのは概念なのです。概念というのは、言葉を用いて表現されているのではありますが、抽象的認識ということでもあります。こう言うと、わかりにくいと敬遠される場面になりがちですが、私はこういう抽象概念を理解しようとすることが個人的に好きなのです。その理由は、何というか「思考の自由度も高い」という側面を感じられるからです。

さて診断において、時間という概念は極めて重要です。これをいうと、患者さんは「病院に行ってとても待たされた」という時間を想像するでしょうし、診断医ならば「いつからどんな症状が出ているか」という具体的な診断に直結する「時間経過」の話を想起することでしょう。私は医師なので、後者を考えるのは日常的であり当然です。ただそれは、個々の患者さんの病状という個別的なものに対して、いつからどんな症状なのかという具体的な事柄について考えているに過ぎません。本章では、患者の診断を考えるという個別的なことを考えているようなときにも働くであろう「抽象的な思考」について説明していきたいと思います。

抽象概念を説明しようというとき、「要するにどういうこと？　先に結論を言って」というのは愚問です。端的に答えられないのが、抽象的なことなのです。抽象的な思考を認識するというのは、実は医師の間でも膾炙されていません。医療・臨床医学は基本的に具体的な事柄について取り扱いますし、また通常の診断をする臨床医は、医師が使う標準的な規範のようなものに当てはめて、個別の症状を理解しようとし診断をつけようと努力します。

この辺りについては一般書の範疇を圧倒的に超えてしまうので詳述しませんが、一部概要を説明します。

『標準的かつ具体的』な規範といえば「診療ガイドライン」というものに相当します。これは各専門領域の学会などが提案している文字通り診療のときに参考になるようにしたガイドです。限定しない多くの患者のことについて、具体的に記述されています。他方、『標準的かつ抽象的』な規範といえば「教科書」です。教科書は、学びという点で汎用性は高いですが、個々の患者に具体的にどうするということは普通書かれていないので、（比較の問題ではありますが）抽象的なことについての学びが大きいものです。そして『個別的かつ具体的』な事柄・問題というのは、医療の世界では「症例検討（あるいは症例報告)」というものになります。これは、医療者が個別の事例について主に「振り返って」詳細に分析して記述し次なる症例(ケース、事例、患者)に役立てようというものです。

これから私が述べようとしているのは『個別的かつ抽象的』な事柄についてです。これをいうとおそらくピンとこないでしょう。それは抽象的だからなのですが、他にも理由があります。それは、このことについてかつて語られた・記述されたことがないからです。臨床医学というのは、驚くことに、『個別的かつ抽象的』な事柄を扱ってきませんでした。私は前章の冒頭で、診断については述べるが、本章(4章)以降では一般的な記述から離れ、筆者ならではの先駆的な思考について述べると宣言しました。つまり、よく知られたことを整理してまとめる、という種の記述ではないために、わかりにくいという可能性があるわけです。

私が標準か個別かをどう区別しているかですが、明確なものはないものの、意識や思考を何かに向けたときに、その対象にいわゆる「当たり判定 collision detection(ゲームなどである物体が別の物体に当たったかどうかを判定するプログラム処理のこと)」が存在するかどうかであって、対象の包含する概念の大きさではないことを付言しておきます。今回で言えば、向けられる対象は「診断」という個別的な事柄です。診断というのは医療全体では大きい概念ですが、診断という個別のことについて抽象的に述べているのだ、という立ち位置を理解しておいてください。

診断は、早ければ早いほど良い

さて診断における「時間の大切さ」は、割と簡単に想像できると思います。病状のことであるし、何となくそりゃ早ければ早いほうがいいに決まっているではないかという考えですよね。それは正しいです。

実は私、この「診断が早いほど良い」ということに根源的な価値を置いています。私が診断について考え、深め、努力して磨き、常に改良を重ねるというのは、とにかく早く診断をしたいからです。なぜ早いほど良いのかを説明します。

第一に、当たり前ですが診断を早くしようと努力すればするほど、鍛えられてまた診断が早くなるからです。これは完全にスポーツなどの技術向上のプロセスと一緒です。複雑な動作や加減からなる一連の動作は、そのひとつひとつの細分化された動作が、滑らかになり時間短縮されれば全体の挙動としてグンと動きが早まります。これは一般に、早いほど何かと有利なことの多いスポーツ界などではしばしば良しとされることです。

意外なことに、診断トレーニングにおいては初学者に対して「早くしろ」と意識させることはありません。私はその点は疑問です。もちろんスポーツ技術も、最初はゆっくりやる方が良い（ゆっくりでないとできない）でしょうが、診断に関してもレベルに応じてだんだんと早くさせていかないとだめです。

第二に、これも当たり前に思えますが、早く診断すると患者さんの病状がうまく早く治ることにつながります。「早期発見・早期治療」などというスローガンは一般の人でも知っています。特にがん領域などを思い起こせば、どんな人でも理解できることでしょう。早く診断すると、いろいろと物事（もちろんからだのことです）が複雑になる前に治療できます。

最後に、早く診断できるとそれによって捻出できた時間を別の患者さんに当てることができます。他の難しい症例の検討に当てたり、また別の初診・新患の患者さんを受け入れることができたりします。これは、医師の立場からすると、ひいては少しでも多くの診療経験を重ねることになるので、そのことでまた診断技術が向上します。

以上三つの理由を説明しました。診断が早く済むことの帰結として一番重要なのが、早く治療ができるということです。この点は実は非常に重要で、いずれまた述べることにします。

ここまでは理解しやすい内容だったと思います。まずは、「診断は早ければ早いほどいい」という至上の価値を提示させていただきました。次からは、それを前提とした上で、「時間」というものについて私はどう考えているかについて述べていきます。

臨床における「時間圧」という概念

「時間圧」という言葉は、一般用語でもなければ医学用語でもありません。医療の現場で使う業界用語でもスラングでもありません。（少なくとも臨床医学という点では）完全に私の造語ではあります。しかし「時間圧」というものは、私が自身の診療で長い間意識してきたことであり、これについて述べてみます。

私が初めて時間圧という言葉を公で述べたのは、拙著『また来たくなる外来』という本でした。この本では「外来診療」に特化した場面で時間圧ということについて取り上げ説明しました。その内容を全部ここで説明はできませんが、要するに「外来」という状況がポイントであろうかと思います。

外来というのは、医療機関を受診したことのある人ならわかると思いますが、通常個室のような医師がいるところ（診察室）があって、そこにいる一人の医師に対して順番をなしていますね。ここに悪名高き「長い診察待ち」が発生することになります。しかしそれは患者目線です。医師からすると、全然のんびりゆっくりやってはいません。むしろ少しでも早く終えたい、お呼びしたいと思っています。そうした一種のやや制限のある抑圧された状況、プレッシャー、若干の焦り、などが綯い交ぜになっているのが外来診療の場のリアルです。私はこの時、この空間だからこそ「時間がみえる」と思うのです。

視覚的な意味では時間などみえるはずがありません。しかし「圧力」なら感じられるわけで、これを私は「時間がみえる」と呼んでみせたのです。みえかたは人それぞれでいいです。例えば、「たくさん積まれたカルテ」や「電子カルテに羅列された受付者リスト」などは、それ自体医師にとってはこなさなくてはいけないタスクの象徴ではありますが、私にはこれは「費やさなくてはいけない時間」にみえてしまいます。このとき、私は「時間がみえる」を体験しているのです。

†「時間圧」は常に意識し、自分のコントロール下に置く

「圧＝プレッシャー」と理解して察し始めた人もいるかもしれませんが、それだと時間圧

というものをネガティブに捉えることになってしまいます。私の意図は、「プレッシャーに耐えて強くなれ」的なものではありません。私、プレッシャーに弱いですよ。あまりにたくさん患者さんが待っていると焦りますし、遅々として進まないとイライラすることもあります。

私が「時間圧」という言葉を持ち出すときには、プレッシャーに耐えようという意図で言っているのではないと思ってください。

外来診療のような時間圧が発生しやすい場で思考労働をしていると、負荷がかかってきて、時間が歪むというか、通常だったらみえないはずの時間がみえてくるという体験をします。私はこれを、偶然の「わぁ」という一時的な体験とせず、意識的に感じるように自分を制御しています。

急に話が発展しますが、診断を考えるという思考は、まだわからないもの・不確かなものを考えるというやや特殊な頭脳労働です。記憶する、要約する・まとめる、分析する、統率する、要点を抜き出す、間違いに気づく、要領がいい、のみこみが早い、といったようないわゆる世間で「頭がいい人たち」で目立つ属性とは異なるものが、診断思考では重要だったりします。

このことをずっと考えていたことはこれまでありませんでしたが、いまざっと思いつくままに書き並べてみると、想像力・創造力、自己修正能力、創意工夫、俯瞰力、自説にこだわる心性、自説にこだわらないスキル、などでしょうか。つまり、単独の突出した力というより、アビリティという英語に相当するような「総合力に近いもの」が診断思考には重要かと思いました。それが正しいとすれば、さまざまな体験や教養こそが役に立つということになると私は思うのです。

時間に追われるというやや不健全な中でなされがちなのが診断なのだとすれば、診断が上手になるためには「時間」というものと仲良くしておいたほうがいいと考えます。時間が歪んでいるのがみえたのなら、それが当たり前の状態に持っていく。

これは「脳内での見えかた」のことを言っているので、実際にグニャーっと歪んでいるのではありません。ただ、意識できるようになれば脳内では自由自在です。時間を、歪ませるだけではなく、引き伸ばしたり丸めたり……。これ以上言うと引かれてしまうかもしれないので本当はもうやめようと思いますが、どうしてもこれだけは。実は、時間を戻したり進めたりもできます。

これを言うと、過去に時を戻せるんですね？　とか、未来を覗きに行けていいですね？

とか本気なのか揶揄《からか》いなのかわからないようなことを言われてしまうのですが、そうではありません。脳内で、いまというものを基準点として、一定の長さだけ「ぐぃっと」過去側へ戻したり未来側へ進めたりすることを言っているのです。

これは、感覚の世界なので私という個人の中の体験です。この通りにしろとか、同じように感じなさいというわけではありません。ただ、一見バカバカしく思える感覚、それも最初は微かな感覚であっても、わけもなくそれを大切にして継続していると、常に認識できるようになります。こういう経験を重ねていると、このような妙な感覚を自分のコントロール下に置けるようになるのです。

†止まっているものも、動いているようにみえる

さらにまた変なことを言い出したと思われたかもしれません。時間は、概念と言えると思いますが、普遍的なものです。時間と親和性のある人なら、その気になれば時間のいろいろな姿を見ることができるはずなのです。

ここで、時間のことから離れて、「動いているもの」のことを考えます。私たち、というか、動物というのは動くものを知覚する能力が備わっています。そもそも動物は、身体

をいろいろ複雑に動かして姿勢や体のかたちを変えたり、様々なスピードで移動したりしますね。そのことを自分自身で知覚するという能力もありますが、動物という個体が生き残るためには何と言っても、他の個体の動きを素早く知覚して、反応や行動に反映せねばなりません。例えば、自分に襲いかかるかもしれない敵の動きを素早く察知したり、暗がりでよく見えない中、動いている個体が仲間なのか敵なのかを視覚に頼らず動きから総合して見極めたりしなければならないわけです。こうした「動きを知覚する能力」が生存に有利かどうかを考察する力を私は持ち合わせていませんが、動きを知覚する能力が重要そうであるということは、次のような能力（知覚）があることから想像しやすいです。

それは、アニメの原理でもある「仮現運動」という知覚現象です。私は子供のころ、慣れ親しんだ、動いているあのアニメが、実は動いていない静止画の連続であると知ったときには、心底感動というか驚嘆しました。少しずつ変化させた静止画像を連続して見させられると、あたかも動いているように感じられるというものですが、これが仮現運動という現象です。まあ説明して理性的に納得できる面と、ちょっと信じられないという面とが混在しませんか？

私は本書で、普通の人があまり受け入れられない、あるいはちょっと信じられないというような「感覚」についてすでに述べていますし、この後も述べていきます。アニメが動く原理（つまり実は静止画に過ぎないという事実）と、実際受ける感覚との、この信じがたい相違というのがそれに当たるのではないでしょうか。脳の機能はまだまだ未開発だと言われています。エビデンスといって、確実な根拠のみを組み合わせて考えるだけでは検証しかできません。信じがたいことにも考えを馳せてみることをしないと、次なる脳機能の発展はないと思うのです。

脱線しました。実はアニメに限らず、映画のスクリーン、TV画面、パソコンの端末などで見ることができる動画の原理すべて一緒で、どれも連続した静止画からなります。人間の能力や技術がこんなに進歩したのにもかかわらず、人間が製作した映像・動画で実際に動いているものは存在しないのです。人は、動いているものを作れないのです。動いているように見せているだけなのです。このことはちょっと残念な気がしませんか？　人間のつくるものは所詮二次元で、脳の中で三次元を構築しているだけなのです。

人間の脳には、先ほど述べた気もしますが、視覚で得た映像情報の「変化」から動きを検出する機能があるのです。この機能が賦活化される条件が揃うと、実際に動いていなくても動いて見えるという知覚現象が脳に認識されるというわけです。

「動いている」というものをある一定時間切り取ってみていたとき、無意識に概念として時間をかけてみていたという事実が残りますよね。私は、「動いている」という知覚が、所詮は自分自身の脳の中で動いてみせているという情報なのだとわかったときから、そうであれば、その切り取った時間内くらいは脳内で時間を戻したり送ったりできるのではと考えました。考えたというより、そうしてしまえばいいと思ったのです。このときの「そうか！」という感覚体験を私は大切にすることにしました。

これができるといろいろな「止まっているもの」を、それが前後関係において数学的・物理学的・理性的・合理的な関係性であるならば、脳内で自由に動かせることができると確信しましたし、ずっとやっていると難なくできるようになってきたことを感じられたのです。人間の身体や生理現象は連続しているので、そこにそれなりの法則や原理があれば脳内で、まさに静止画のアニメが動いたように、動きのあるものとして投影され、さらには任意に巻き戻したり進めたりできてしまうのです。

†検査結果も動かす

診断をする際に私たちが使用する重要な武器の一つに「検査」があります。疾患によっては検査なくしては診断ができないものも多いです。皆さんは、医師から「血液検査の結果」を見せられたことがあると思います。あのとき見せられた検査項目と数字の羅列、あれはアニメでいうと「静止画」です。

人間は生きている限りその生理現象が止まることがないことから、時々刻々、状態は変化しています。ある検査項目一つに注目したとしても、実際の体の状態は時間とともに動いていると考えるべきなのです。すると、渡された検査結果のその項目の数字というのは、その採血をした瞬間の数字に過ぎないのです（実際にはその血液検体を検査室に移送しそれが検査機に入った瞬間）。検査結果を知った頃には実際の体には違う変化が起きているでしょうし、またその採血をする前の段階ではまた違う状態であったはずなのです。そうです、まさにこの検査結果として受け取った数字はその瞬間の「静止画」に過ぎないのです。数字を数字としてだけ受け取って受け入れるのは、素人です。玄人はこの数字も「動かし」ます。流れや関連性で判断してその数字を解釈するのがプロなのです。

ある生理現象を、時間tによって変化するn次の関数f（t）で表せるとします。すると、検査値の正常・異常だけで即断するというのは、ある時点t＝k（瞬間）のときのf（k）値で全体を把握しようとするくらい無茶な話です。実際の診療では、患者さんの

t＝kの瞬間だけわかってもしょうがないわけで、むしろその関数f（t）自体がどんなものか、どんなグラフを描くのか、微分したらどうなるかなど、流れと全貌と性質を把握すべきなのです。つまりそれは、関数f（t）のtを頭の中でいろいろに動かして考えてみるということであり、これは先ほどから私が述べている「脳内で時間を動かすことによって、本来静止画であるものを動かしてみせる」という行為そのものということになります。

止まっているものを動かす、というのがあながち私の「妄言」ではなく、割と数学的だということが一応わかっていただけたでしょうか。

†診断への応用

ではこの「脳内で時間を自在に動かして、そして人間の状態を動かしてそれを認識する」というのは、診断にはどう生かされるのでしょうか。これについては、拍子抜けする回答と思われるかもしれませんが、「患者さんの体の中で起きていることが、よくわかる」ということなのだと思います。どんなことが起きているのだろうというのは、診断においては必ず起こすべきクエスチョンですし、それに回答できれば診断はわかるし何より治療法もわかるわけです。

†さらなる応用

ここで皆さんに質問です。先ほどから私がしていた「脳内で動かす」的な話において、皆さんの頭の中でもそれが動いてみえた人もいるかと思います。それはアニメやパソコン画面で見るような映像でしたか？　それとも立体自体が動いていましたか？

あまりヒントを与えなかったので前者の人が多かったかもしれませんが、無意識に後者だった人もいたかもしれません。実は私は後者派です。映像が映し出される画面（この場合、スクリーンでもＴＶ画面でもパソコン画面でもいいです）の手前にボーンと立体が飛び出てきて、それがあたかも自分の眼前で再現されるかのように動いているのが見えるのが後者です。全部が飛び出ているわけではありません。私の場合は、動いているその対象物だけです。それがなぜなのかはわかりませんが、とにかくそのように脳内に映るのです。時間に応じて過去に少し戻したり未来に進めたりなどの感覚は同じです。ただ、それが二次元の画像を立体視しているというのではなく、もうデフォルトで立体三次元が脳の中に映っている、ということなのです。

これは、心臓や肺や腸管、血流のように、絶えず動いている生理現象をみてとるときに非常に役に立ちます。このことだけでいえば、麻酔科医とか集中治療医が合っていたかもしれませんが、診断医としてはつまり「体の中でどんなことが起きているのだろうか」を把握することにおいて有利になるわけです。どんなことが起きているかわかればそれは有力な情報となり、診断をつけるということにおいてまさにパワフルに働くのです。

本章の最後に、このような「三次元」「立体」に関することをとってつけてしまいました。ただこれは、静止画を動かすというこれまでの話に、立体視を掛け合わせてみたというだけであって関連はあります。しかもこれは次章で展開する「四次元思考」への伏線でもあります。

どんなことでも、自分なりの感覚を大事にして、それが診断に役立ってしまうという話をしているのですが、わかってきたでしょうか。本章は「時間」に関する感覚の話でした。

第6章 みえないものをみる！——『四次元』

5章に引き続き、本章も本来見えないものを認識するというコンセプトで参ります。5章では「時間」をみてみるという試みをしましたが、今回は「次元」です。「空間」という言葉があります。これは時間の対義語とされるため、本章では「空間」をテーマにするのが順当かもしれませんが、そうではありません。次元です。

†次元と空間の違い

さて次元と空間の違いはなんでしょうか。私たちの今見えているものがもう空間ですよね、と皆さんは言うかもしれません。空間とは、「物がなく、あいているところや隙間」という辞書的な意味と、三次元によって表現される空間だという「次元の定義」風な意味とがあります。

ここで、「次元」とはなんでしょうか。点が線になることで一次元という概念が生まれました。また、線だけだった一次元の世界に、直交する方向へ世界が広がって二次元という概念が生まれました。これは数学でいえば x 軸 y 軸からなる xy 平面ですね。さらに、これに縦方向の軸（数学でいえば z 軸）を作って世界を広げるとそこに三次元が生まれ、これが空間だというわけです。私たちはこれを三次元空間と呼ぶことに明らかに慣れてしまっているために、空間といえば三次元空間のことだと思いがちです。実は空間という言葉は非常に曖昧なのです。

次元というのは座標軸の存在そのものともいえます。一次元は x 軸があり（というか x 軸そのもの）、二次元は x 軸と y 軸があり、三次元は xyz 軸の三つの軸があります。このとき、「空間」というのを「座標で表せるもの」という特徴があると考えると良いです。慣れ親しんだ三次元空間ならば（数学を思い出してください）、$(x, y, z) = (1, 1, 1)$ のようにです。ここで、「空間＝立体」としていないことに注目してください。つまりいま私は、$(x, y, z) = (1, 1, 1)$ のように、三次元の中にある「ある一点」を座標で指定したに過ぎません。でもこうやって座標で指定できるものが空間だと考えるべきなのです。

すると、一次元空間、二次元空間という言葉も成り立ちます。

一次元の世界にも空間があります。直線だけの世界に空間があるという発想です。これは独創的な発想ではなく、定義の話です。座標で表せるからです。ただ一次元の場合は、その世界は x 軸そのものですが、例えば $(x) = (1)$ のように座標で表せるので、一次元の世界にも空間があるということになります。

平面だけの世界にも空間はあります。これは言葉の矛盾ではありません。平面の世界での居場所は座標で表せます。だから二次元空間という言葉が成り立ちます。居場所を、$(x, y) = (1, 1)$ のように表せますよね。

†あらためて空間とは

つまり一次元だろうと二次元だろうと、隙間（居場所）はたくさんあり、それらは座標で表せます。どうでしょうか。最初は曖昧に思えた「空間」という言葉が、数学的・定義的にしっくりくる概念に置き換わったのではないでしょうか。実は私はここで非常に大事な考え方を教えているつもりです。すなわち、「私たちの今見えているものがもう空間である」ということのあやふやさです。皆さんはついさっきまで、平面（二次元）の世界に、空間があるという感覚を持てなかったはずです（持てていた方すみません）。つまりこのとき、みえなかったはずなのです。でも私たちは平面にも空間があることは（いまなら）みえますよね？　なんというか、自明すぎるほどに見下ろせますよね？　紙の上に鉛筆でx y軸を書いてください。そのx軸y軸が直交してできた平面には白い余白がたくさんありますよね。ここが二次元空間です。私がこのように手引きして、皆さんはいま、平面（二次元）という世界に空間があることを感じられるようになりました。

　確認ですが、私はいま空間の話をしています。「空間」というのがある次元の中での「世界そのもの」を指しているのだとしたら、一次元空間しか知らない一次元の世界で生きている人はなんと世界が狭いでしょう。あるいは、二次元空間しか知らない二次元の世界で生きている人はなんと世界が狭いでしょう。ここで「そうですよね！」と感じられた人はもう大丈夫です。私の言わんとすることを汲み取れた証拠です。

　いまいちわからなかった人は、このように考えましょう。

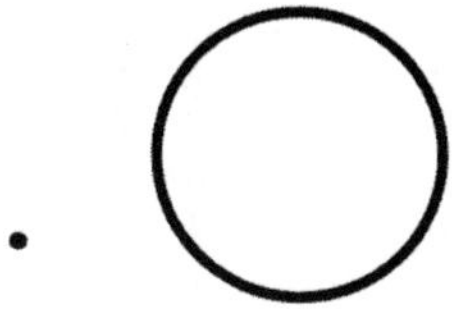

右図のように、向かって左側に点、右側に円があります。では皆さんにお願いです。この点を円の中に入れてください。はいどうぞ。

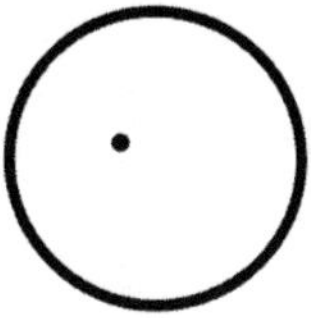

はい、ありがとうございます。前図のようになりますよね。点を、（手にとって？）円の中に入れた。そうですよね。でもこれは三次元人である皆さんの発想です。

この私が何気なく与えた課題は、三次元人同士の子供じみた課題です。同じ課題を「二次元人」がやったら大変です。二次元人のいる二次元（だけ）の世界ではまず、飛び越えるという概念がありません。なので、そもそも「この点を円の中に入れてください」というタスクの意味からしてまったくわからないと思います。二次元人には、円というものがわかるでしょうか。これは（三次元人である私の）想像ですが、「まあるいかたち」ということまではわかるかもしれないです。かつて伊能忠敬という偉人がいました。いうまでもないことかもしれませんが、一八〇〇年ごろ日本各地を歩いて測量を行い日本の地図を作り上げた人物です。航空写真や衛星写真を撮影する技術もなしに正確な日本地図を作ったことは驚嘆に値します。もし二次元界の伊能忠敬がいれば、「円を成してゐる」などと測量できるかもしれませんが、それでも（三次元人の発想であるところの）円の縁を飛び越えるということはできません。そもそも、私たちならば、存在していることがありありとわかる「円の中」という空間がみえません。だから、二次元人からしたら、「飛び越せない」とか「円の中に入れない」などという概念・発想ごと存在しないのだと思われます。

二元次元界の伊能忠敬クラスなら「丸いな」ということが丁寧な測量でわかっても、普通の二次元人なら、我々でいうただの円は、「何かある」くらいにしかわからないと思われます。

ここまでの説明で、次元と空間の説明、両者の関係性についての認識が、なんとなくこれまでと変わり始めてきたのではないでしょうか。この「感覚や発想が変わる」という感触というか認知感が本当に大事です。

†次元を増やしていく

さらに思考を進めましょう。二次元人にとって、円の中の空間はわかり得ないことでしょうか。二次元人は、二次元の世界にいる限り、絶対に飛び越えることはできません。先ほどの図でいえば、左の点が右の円の中に入ることは絶対にありません。ただし、二次元人の中にもいろいろな人がいて、三次元の発想ができる二次元人もいるかもしれません。私はそう思うのですが、そう思える人が皆さんの中におられますか？　もしおられるなら、この後の私のする「四次元」の話も聞くに耐えるかもしれません。「そんなバカな」と荒唐無稽だと思われるなら、ここで読むのをやめて7章に飛んだほうがいいかもしれません。

†空間をみるということ

ここまでの説明で、「空間をみる」ということが、必ずしも私たちの網膜に焼き付いて「視覚」として映るということばかりではないということがわかったはずです。私たちは、いま私たちが仮に三次元の世界にいるとして……ということをすぐに想像しやすいです。でもそれは厳密には、私たちが三次元でものを考えることが常態化していてそれがごく自然で楽な認識方法になっているということに過ぎません。

いまの皆さんならば、「二次元の空間を見てみてください」などと私が問えば、さっきの図のことを思い出して、ちょっとへんてこな発想ではあるもののなんとか二次元人の気持ちになって「二次元空間」なるものを想像できますよね？　それは、一つの「みえないものをみる」という体験です。この体験に慣れると、一次元の世界の一次元人の気持ちにもなれると思います。

このような「空間をみる」という行為、三次元でもちょっと次のように意識化してください。実は私たちは「三次元なら見えるよ」などと思っているかもしれませんが、それはちょっと違います。そう思っている人は三次元界の慣習に慣れ切ってしまっていますね。

私たちは、三次元の世界であるなら、視覚という感覚を使って目に見える物や、物と物などの関係性から空間というものを認識できます。でも少し待ってください。「空間」というものの定義からすると、隙間のことを空間というわけですので、空間がみえるかのように納得した人は私のミスリードに引っかかっています。超屁理屈かもしれませんが、私たちは空間はみていません。実は三次元、つまり私たちが「この世」と思っているこの世界でも、空間というのは定義されるものであって、視覚で認識されて存在しているわけではありません。空間は、概念であり、もともと非視覚的に認識されるものなのです。この三次元の世界にいても、三次元空間というのは「みえないものをみている」感覚である方が正しいのです。

✝四次元の世界のみかた

そう考えるといろいろなことの見えかたが変わってくると思います。皆さんは四次元の世界が見えますか？　見えないという人がほとんどだと思います。でもですよ、実は皆さんは三次元空間だって視覚的には見ていないんです。このように言われたときの「でも空間というものはわかる」というその脳の感覚で、これからの記述を読んでいただきたいで

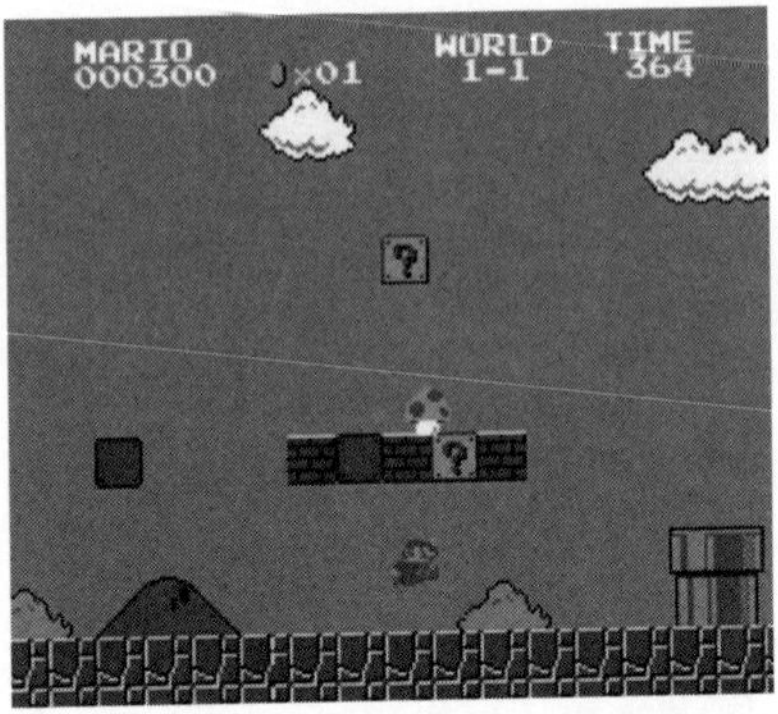

図1　スーパーマリオブラザーズ（©任天堂）

す。

いよいよ四次元のみかたの話です。四次元空間をみるためのスローガンを一言でいうと、「二次元人が三次元の世界を想像したように、私たちも四次元の世界を想像してみよう」ということになります。

私たちは先ほど、図の点をいともあっさりと円の中へひょいと移動できましたね？　これは三次元人の私たちからすれば本当に簡単なことです。でもこれは二次元人からしたらまったく想像できないことなのです。

ここで、それでもなんとか四次元を感じてもらい、みえるようになってもらうために、とある有名人に登場してもらいましょう。それはゲームのスーパーマリオブラザーズ（任天堂）のマリオです。このゲームは、通称「横スクロール型」のアクションゲームと言って、図1のように画面の右側を進行方向としてスクロールして進んでいくというものです。別にスーパーマリオでなくてもいいです。源平討魔伝でもいいです（知らないか）。

スーパーマリオブラザーズは、土管を飛び越えたり、敵を踏んづけたりよけたり、いろいろなことをこなしながら右へ右へと進んでいくゲームですね。

2007年、任天堂からWiiというゲーム機のソフトで「スーパーペーパーマリオ」というゲームが発売されました。そこでマリオが使う技に「次元ワザ」というのがあって、

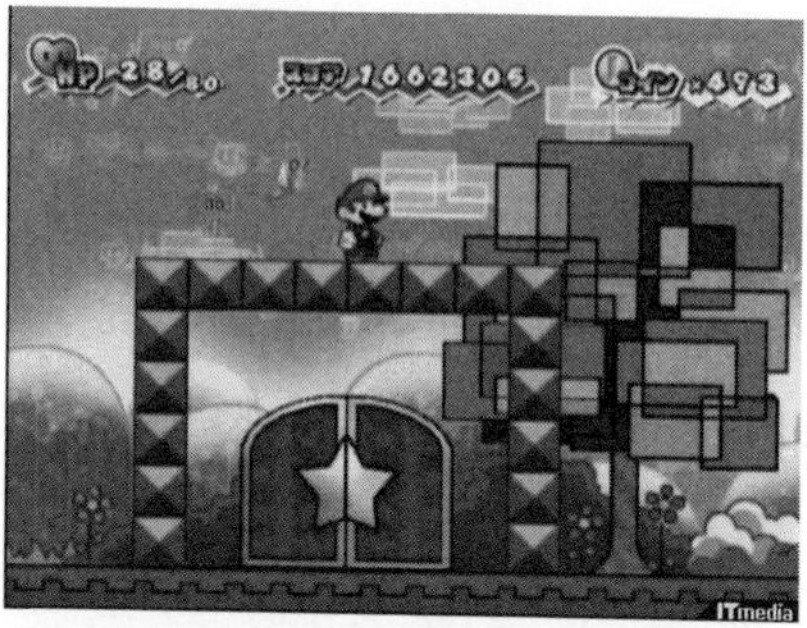

図2

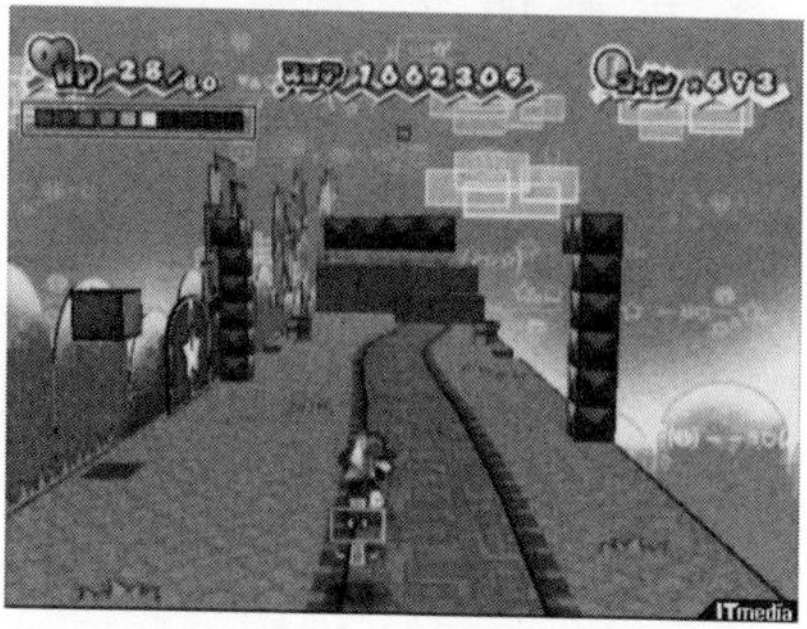

図3 スーパーペーパーマリオ（©任天堂）
画像はITmedia「スーパーペーパーマリオ」レビュー、2007年5月10日より

これが非常に面白いのです。

このゲームも一見横スクロールアクションに見えるのですが、次元ワザを使うことでゲームステージが90度回転し、急に奥行きのあるゲームステージに変貌するのです。こうなると、これまで横側だけからみていた世界がバカバカしいくらいに変わり、例えば、図2でマリオは星の扉に入りたいけれどもブロックに囲まれて入ることができません。しかしここで「次元ワザ」を使うと……。

図3のように急にステージが90度回転し奥行きが生まれました。マリオの進行方向は、画面向かって右方向ではなく画面の奥（向こう側）ということになります。こうなると実は、図3のように、星の扉はブロックに囲まれて入れないなんていう位置関係ではなく、あっさりとそのまま（左を向けば）は入れてしまうのです。なんかもうずるい！　という感覚になりますよね。

他にもたとえば、二次元の横スクロール画面において、高すぎてまったく乗り越えられない土管があるとします。しかし次元ワザを使えば、マリオの視野が急にひらけて進行方向がやはり画面奥になり、土管を上から乗り越えるというような不可能なことをしようとしなくてもよくなり、例えば土管の両脇をするっと通り過ぎればあっさりと懸案の障害物だった高い土管を通過できてしまうのです。

この、マリオが次元ワザを使った瞬間の「わぁ！」「ずるい！」「そんな発想……」という感嘆・驚嘆を感じてください。このときの「気持ち」が、二次元人が三次元の世界を感じられた瞬間のまさに二次元人の気持ちなのです。この、なんとも言葉にし難い「開けた」という感覚をぜひ折に触れ噛み締めていてください。これが四次元を感じるための準備運動になります。

私は先ほど、四次元空間をみるために「二次元人が三次元の世界を想像したように、私たちも四次元の世界を想像してみよう」と言いました。この前半部分の「二次元人が三次元の世界を想像した（感じられた）」というのを、まさにこのマリオの「次元ワザ」の例で私たちも感じられたということになります。

マリオはすごいですね。次元を操れるのです。私たちも、次元ワザを使えるようになりましょう。そうしたら診断が上手になるかもしれないです。

†四つ目の軸は、時間軸？

いまようやく述べることになりますが、四次元を考えるというのは、従前私たちが理解している3つの座標軸（x y z軸）に、直交するもうひとつ別の軸を足す・作るということを意味しています。

この「もうひとつ軸を」と言ったときにそれを「時間軸」とする考えはどうでしょうか？　例えば動く立体を想像して、それを時間軸で動かして……あ、熱心な本書の読者であれば5章最後の記述を思い出されたかもしれません。「時間」については5章全体で述べていましたが、立体像を想像してそれを時間軸で動かすという説明はもうそこですでにしていたのでした。しかも5章の時点では「四次元」などの話はしていませんでした。

四次元の世界で、3軸に足した1軸を時間軸とすると非常に考えやすいのではあるのですが、すんなり想像できてしまうあたり、本当の意味で四次元をイメージできたことにはなりません。単に「軸」というものを足しただけです。四次元というものを定義らしく認識するには、既知の3軸に直交する別の軸を足さねばなりません。これをとりあえずω《オメガ》軸と呼ぶことにしましょう。

さあω軸はどの方向に伸びているのでしょう？　「どの方向」という発想がすでに三次元人のする発想なのかもしれません。想像できないこの感じを、ストレスに感じる必要はありません。仕方のないことなのですから。

私は少なくともここでは、四次元の4つ目の軸を時間軸とは考えません。四次元をいつかみえるようになる日までは、想像し得ない・頭にうまく描けない世界こそが四次元の世界だと思っていましょう。そのことを考えるために、再び有名人に登場してもらいましょう。今回はドラえもんです。ただ、ドラえもん本人というより、注目すべきはドラえもんの「四次元ポケット」です。

ドラえもんが、四次元ポケットから何か道具を取り出すときの様子を思い出してください。あの一連の動作に、四次元を感じ取るためのヒントが凝縮されています。ここでは伏線程度にしておきますが、まず四次元ポケットってあれ何なんでしょうか？　あんなに大きいもの（道具）が、あんなにたくさん入っていて。それでドラえもん自身はそれを見失わず、しかも即座に認識・選択して、やはり即座にポケットから取り出しています。この想像できないこの感じこそが、四次元の世界の尻尾を少し摑んだことになると私は思っています。

†四次元空間では、三次元空間全体を見下ろしている

四次元空間では、先ほど設定した「ω軸」が伸びています。この軸を使うと、三次元空

間ではすることができないこと、あるいは想像もできないことが簡単にできるようになります。

おそらく四次元人にとっては相当幼稚っぽい話になるでしょうが少し聞いてください。今、透明の球体のボールがあるとします。そしてその中に、何でもいいですが、ちっちゃいパチンコ玉が入っているとします（図４）。このパチンコ玉を、このボールを破らずに外へ簡単に取り出すことができるのが、四次元の世界です。

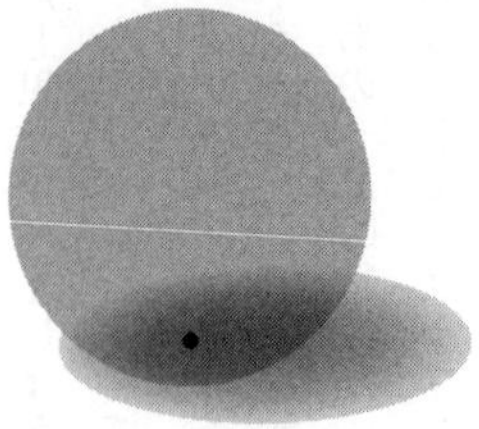

図４

四次元ではどうやってそれをやっているか、三次元の世界の言葉で説明します。まず、

図5のように、先ほどの透明ボールとパチンコ玉が存在している空間に3つの座標軸を設定します。そしてパチンコ玉が仮に点であるとして、パチンコ玉の位置を座標で便宜的に(x, y, z) = (1, 1, 0) とします。つまり、ボールにせよパチンコン玉にせよ、これらは三次元

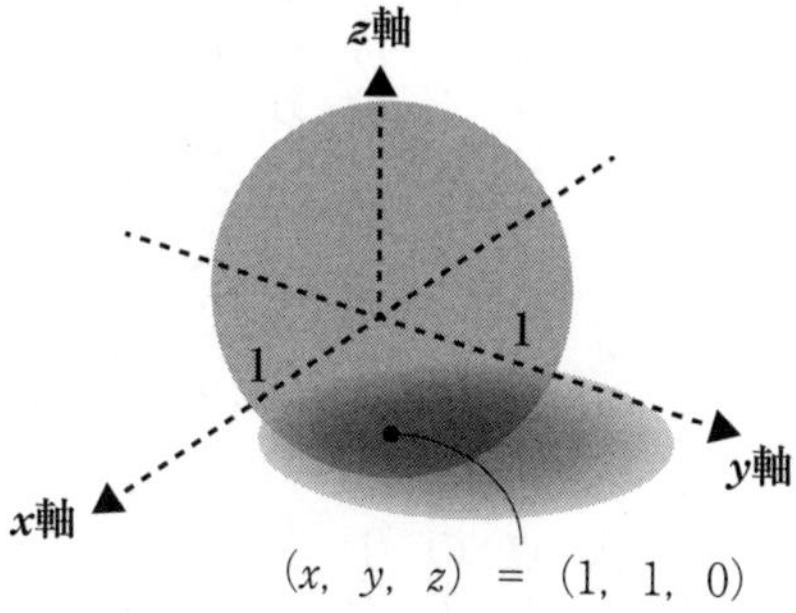

図5

空間に存在しているとしつつもパチンコ玉はx y平面の上に乗っているという設定です。つまり$z=0$にして、地球でいう「地面」をイメージしているのです。

細かい人なら透明ボールの大きさも設定したいでしょうが、ここではあまり細かくしません。せいぜい大きさ2くらいの球体と思ってくれたらいいです。パチンコ玉を十分囲む大きさであれば。

次にω軸の登場です。$\omega=1$の世界が明瞭には想像はできないかもですが、あるとして認識してください。いま、図のボールとパチンコ玉が四次元空間に存在しているとすると、このパチンコ玉はある意味起点となっているので$\omega=0$と考えてその座標は$(x, y, z, \omega)=(1, 1, 0, 0)$と表せます。次に、引き続き頭の中で、この存在を$\omega$軸を伝って仮に$\omega=1$まで動かしたとします。すると、三次元人からすると視認できない世界へパチンコ玉が行ってしまったということになるので視界から消えます。三次元空間からは消えた・表せなくなった、と考えます。ただ座標、すなわち（四次元）空間では存在しているので、その存在は四次元の世界で$(x, y, z, \omega)=(1, 1, 0, 1)$と表せます。そしてその$\omega=1$の四次元世界のまま、パチンコ玉をボールの外に出るであろう位置まで平行移動でずらします。例えば、x y面（$z=0$）を伝わらせて$(x, y, z, \omega)=(2, 2, 0, 1)$という位置まで移動させます。ここまでは四次元の世界なので、視覚ではなく頭の中でやっています。そして次の瞬間、ω軸を伝って$\omega=1$から$\omega=0$に戻します。すると、図3のようになります。

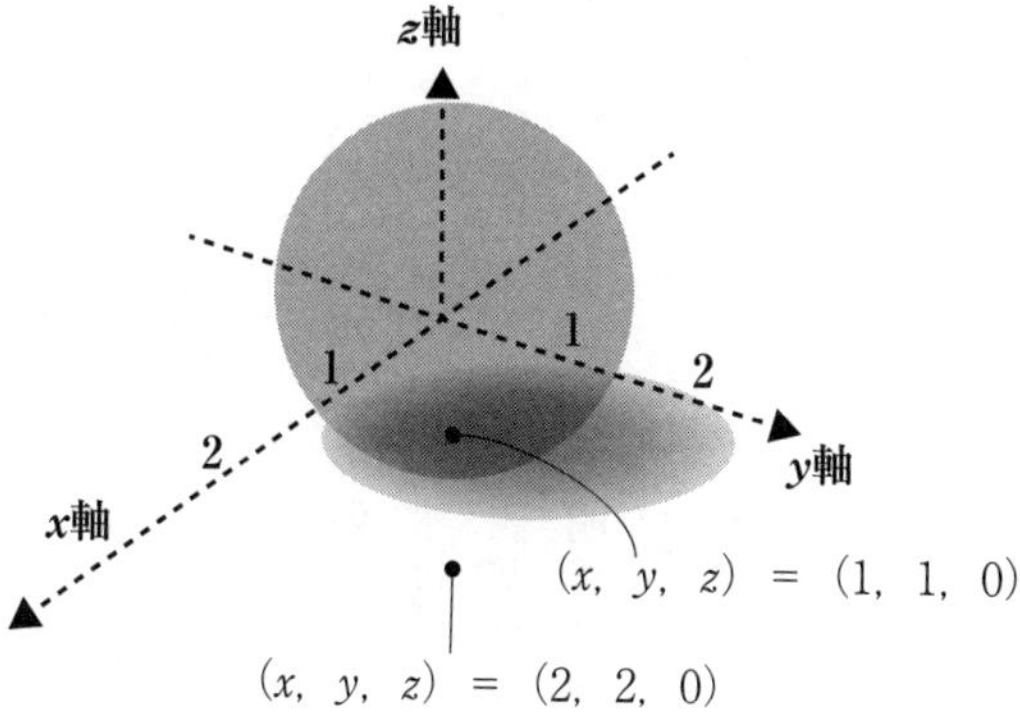

図6

パチンコ玉が、ボールの外に出ています！　$\omega=0$は実質ω軸を外しているということになるので、$xyz\omega$の4軸がある空間の中でもこれは特殊な状態と言えます（xyz空間で$z=0$にすればただのxy平面になり、つまり空間の世界であるのに平面のみという特殊な世界になりますがそれと考え方は一緒です）。$\omega=0$の四次元空間というのは、私たちのいる三次元そのものと考えることができます。だからこの図もやはり三次元空間の図とみることができ、無事再びパチンコ玉を視認できることになり、座標としてもボールの外の位置にある座標で表せる存在となっています。

どうでしょうか。この説明は少しも読者の皆さんを騙していません。オカルトでも魔術でも叙述トリックでもありません。簡単な数学だけを使って、「四次元空間では、ボールの中に入ったパチンコ玉をボールを破らずに外へ簡単に取り出せる」ということを説明しました。

†再び四次元ポケットの話

昔、四次元ポケットは「たくさんのものが入るデカい倉庫」のような理解でいた友人がいました。しかしそれだと、仮にたくさんの道具をしまうキャパシティはあっても、取り出すのに苦労しませんか？　先に述べたように、四次元ポケットのすごいところはそのいかにたくさん入るかというキャパシティだけではなくて、何よりもたくさんの道具を大きくは見失わず、しかも即座に道具を認識して選び、いとも簡単に取り出しているところです。

　これがなぜできるか、そしてなぜそれを私たちが想像できないかの答えはとてもシンプルです。四次元だからです。ドラえもんは、本当に四次元ポケットを持っていて、四次元の目で四次元空間に収納してある道具たち全体を見下ろしているに違いありません。漫画の世界なのに、科学的に矛盾がないことに驚きです。

　先ほどω軸の話をしました。パチンコ玉をボールの外に出す程度のことであったし、説明をシンプルにしたかったので便宜的に$\omega = 1$としましたが、実際にはωは他の3軸同様無限の値を取り得ます。四次元の世界で四次元空間を見る目、また三次元空間を見下ろす目というのは、実際に三次元人の私たちには理解できません。少なくとも視野で認識することは不可能です。

　ドラえもんが、四次元ポケットの中に手を入れてゴソゴソしているとき、ドラえもんは四次元の目で三次元の空間を見下ろしているのだと思います。それはちょうど私たちが、何か複雑なことを検討するときに、紙（例えばポスターや図表や地図や重要な数字の羅列などが記載されてあるもの）を広げてそれを見下ろすように視認して、クリアかつ短時間での理解を得ている行為と同じなのだろうと思います。このとき私たちは三次元空間にいる三次元の目をもつ三次元人であり、情報が書かれてある広げた紙は当然ながら二次元空間です。私たちがこの紙を見下ろして即座に全貌を見渡せるのと同様、ドラえもんは四次元ポケットの中にある膨大な数の立体的な道具たちを、ひと目でその全貌を認識しているのです。

私個人の関心でいえば、ドラえもんの世界で一番みてみたいのは四次元ポケットの中です。タイムマシンという人もいますが、私は過去にも未来にも行きたくないです。そんなのつまらないと思いませんか？（脱線しました）

†ようやく診断の話

そこでようやく診断の話です。本章は診断の話をするまでに実に22ページを費やしました。私も途中でこの本が何の本か忘れそうになったくらいです。この本は、診断とその思考に関する本でした。長い前置きを経て何を言いたかったといえば、私が診断に際して四次元思考を使っている、使っているだろう、そして使っていきたいという話なのです。

実は……なんて前振りは不要だと思いますが、診断というものにおいて四次元という概念は出てきません。そんなことを言うのは、少なくとも臨床診断の世界では私しかいないと思います。説明を意図的に回避しますが「クオリア」という考え方を診断に取り入れようとした医師を知っています。ただ、私のはクオリア診断ではないです。これはクオリアを否定するというのではなく、まだ未解決な部分、さまざまな立場がある中でクオリアを実臨床に取り入れるということは、私個人が危険と感じているからです。

四次元空間は数学的手法ですでに確立された概念であること、また四次元思考は私個人が診断の短縮を目的として脳内で実践しているだけで、四次元で考えたとしても、臨床実地における判断はちゃんと三次元で科学的な根拠に基づいて行っているということを、ここに申し添えます。

†お腹を切らずに、内臓を取り出す

先ほどのボールからパチンコ玉をいとも簡単に取り出すということを言うと、外科手術のことがすぐ思いつきます。例えばがんを切除しようと思ったら、通常は体を切ってがん

に侵された病変あるいは内臓を取り出します。これを四次元空間なら、患者さんを傷つけずに手術ができてしまう、安全だ。こういうことになります。しかしこの我々からすれば奇妙なワザを「実践」するとなると、それは四次元の世界でしかできません（というか見えません）。四次元人が四次元の世界で四次元の思考で四次元の手法でならできるかもしれません（その点がマリオの次元ワザと違うところです）。でもそういう世界があると思うとすごい！　などと思いましたか？　私はあまりそうは思っていません。四次元人は四次元人なりの苦悩があるはずでしょうから。

✝四次元の思考で「みる」

とはいえ、ドラえもんができたように、四次元の目で三次元を見下ろすということの一部なら、努力すればできるのではないでしょうか。実はこれが本章の実質の結論です。

四次元の世界では、ω軸上でωは無数の値をとります。そしてそのω値がさまざまな値になるとどういう状態、どういう世界になるかは私たちにはわかりません。しかし、私たちが一次元や二次元の空間をほぼ瞬間的に簡単に見渡せて、理解して、その空間を認識できるように、四次元の目では三次元（立体）を同じように瞬間的に簡単に見渡せたりできるはずです。というか、そうであろうということを数学を使って理性的に推測することはできるのです。

おそらくですが、三次元程度の単純なもののたちであれば、四次元の目を使えば一瞬にしてそのものの形すべてを把握できるはずです。これは四次元人の目なのでうまくいえませんが、そのものの前後・左右・上下からみたviewや内部構造まではっきりと即座に認識できるはずです。これが、強いていえば、この三次元の世界における「四次元の思考でみる」ということなのだろうと思います。

†病態把握のための四次元思考と臨床応用

私は本書で、診断をうまく（早く正確に）するためには、患者さんの体の中で何が起こっているか把握することが大事であると述べてきました。この章で提示している「四次元思考」というもののみかたを使えば、患者さんの病態把握に要する時間を相当数ショートカットできるはずです。

四次元空間を認識するために一番重要なのは、脳の中に第4の座標軸であるω軸をどう設定するかだと私は思っています。記号は別にωじゃなくてもいいし、またそもそも座標軸は互いに直交するという数学的前提さえ崩さなければ、4軸がどの方向を向いていてもいいです。

ω軸は、『四次元が見えるようになる本』（日本評論社、2012年）ではその軸の方向は「脳裏を貫く方向」だと述べられていましたが、この三次元の世界で第4の座標軸を考えなければならないとしたらそう言うしかないし、そう言うのが一番だと私も思います。

このω軸を使って、患者の身体、機能、病態生理を、三次元の頭に頼らず瞬間的に把握し、四次元世界だけで四次元のやり方で終わらすのではなく、あくまでその把握を三次元に戻して診断に流用する、というのが現実的なのではないかと私は思っています。いわば「3・5次元メソッド」です。四次元で把握して、三次元で検討して患者に取り入れる、という次元の境目を明瞭にしないイメージの手法です。

†診断思考は、自由だ

四次元人の目でものをみて考える、という四次元思考を診断に取り入れるという話をしました。気になる人もいると思いますので一応言っておきますと、私はこの四次元思考というものを、普段の診断思考の中で一部はしているし、一部はしていないと思います。その比率もわからず、そして行ったり来たり。いま自分がどういう思考法を使っているかも、日々認識せずに診断行為をしていると思います。

人から「四次元で診断してください」と突如命ぜられてもできないでしょう。でもそういうと、インチキだというかもしれませんね。ただ、私は知っています。インチキだという人は、この本のまさにいまこのあたりしか読んでいない人です。本書全体を読んでくれた真面目な読者は、インチキなどとは言わないはずです。章タイトルで「四次元」が目に入り、読むのが面倒くさいから本章の最後（つまりこのあたりのページ）に飛び、結論部分を必死に追ったけれど自分が納得する結論が書かれていないので揚げ足をとる、などの常套手段は想定済みではあります。

それでもはっきりと言い直しておきます。私は、私の思考は私のものであり自由だと思っていて、四次元思考などと自由に思考を広げ、ひいてはそれを臨床における状況把握に取り入れそれに努めていますが、そこで得た情報や推論を実際の患者さんに適用するときには、さっぱりとこの私たちがいる世界、すなわち三次元空間の秩序と妥当な手法に則ります。いいですか。私は自由に考えますが、医師という社会的存在と患者さんとを結びつけるものは、要するにまともな社会通念と科学的根拠で揉まれた一般的アプローチです。

私が言いたいのは、その診断手順や診断アプローチを患者さんに実践する際には、深い思考と豊富な選択肢でもってそれが行われたほうが良いに決まっている、ということです。

脳内は自由です。ここでも5章の終わりと同じことを言いますが、どんなことでも、自分なりの感覚を大事にすべきだと思います。そしてそれが診断に役立ってしまうという話をしているのですが、そろそろわかってきたでしょうか。

（※本章は、根上生也著『四次元が見えるようになる本』を底本にして執筆していることをここに明記します）

第7章
究極の診断のために

本章は、あえて「一つの大テーマ」を設けません。究極・至高の診断をしていくために私が考えていることについて、本としてはまとめ上げていく章でありながらも、あえて「小問集合」という形で述べていくことにしました。

ただ、本読みの中にはせっかちさんもいて、章自体の結論を知りたいでしょうから先に言っておきます。診断の極意にたどり着くには、知識だけを頼りにしてはだめでそれだと知識の世界（具体的な事柄）のみを理解することになります。人とは異なる感覚で世の中をみれば、人とは異なる感覚を身につけることができます。その時初めて、知識だけの世界を出ることができます。これが結論です。

「抽象理解」というものに、私は近年非常に関心があります。皆さんは本とか情報とかを文字列として読んだときに、具体的な事柄・概念を、まさにその通り取り込むことによって理解はすると思います。しかし、その文字情報以上の内容を受け取って、正にも負にもインパクトを受けることだってあると思います。これはどういうことでしょうか。思考のクセみたいなものなのでしょうか。

このようなときに受け取る「文字情報以上の内容」こそが抽象概念であり、それを受け取って認識することを抽象理解だと私は思っています。ただ、これを言語や議論を使って教え教わることは、そのメソッドやアプローチごとまだ一般的にされていないと思います。

私は「思考のクセ」と言いましたが、これはある意味個人差でありまして、皆さん自身が、抽象概念を捉えることが楽々できるタイプか、捉えることは難しくても抽象概念を理解することができるタイプなのか、抽象概念そのもの・抽象世界の中で思考できるタイプか、あるいは抽象理解を人に伝えることができるタイプか、……などいろいろあります。さらには、具体的理解とのミックス、具体‐抽象のグラデーションなどを含めれば、人の思考や認知に個人差は著しいです。

すみません、わかりやすくなかったかもしれません。私が言いたいのは、普段自分が使い慣れている思考法のみを使っていると、いつまでも自分の世界の殻は破れないよということなのです。もう一度言いますが、違う感覚で世界を見つめてみることなしに、人と違う視座は身につきません。知識だけの世界を抜け出て、自分の感覚を信じることをすれば、もっと多様で豊かな思考を持つ人が増えていきそうな気がするのです。よくわからないかもしれませんが、こういうことが診断思考に役立つと思っています。

†直観をどう扱うか

実は「直観」のことは3章で述べていたのでした。ここでは、もう少しわかりやすく述べてみたいと思います。それでは、「先読み思考」という言い方をしてみます。日常的な言葉でいえば、「予想」です。

予想は、皆さんもしています。例えば自動車を運転していて、前の車の速度が遅くなりました。ここでどう考えるでしょうか？　3〜4パターンくらい考えてください。

まず自分が見えないところで、前の前の車が減速したのかもしれません。あるいは、前の車が停車しようとしているかもしれません。車線を変えようとしているのかもしれません。ガソリンスタンドやコンビニを探していて左に曲がろうとしているのかもしれません。

いずれにせよこのままじゃまずいと思い、減速しようとしますよね？　これは、「前の車の速度が落ちたのをみた」というだけで、「減速するためにブレーキに足を乗せる」という行動に移しているわけです。これは立派な「先読み」に他なりません。日常生活でも、私たちはさまざまなことを先読みしています。それが意識化されていないだけなんです。

こういう先読みを、とてつもなく集積することで、先読み思考はビルドアップできます。これは、言ってしまえば「数稽古」に相当します。

予測して、それを確かめる。

そんな機会を、とんでもない数こなし続ければ、無数のパターンの思考の道筋ができます。そしてその「筋」の糸は、最初はまばらでスカスカでも、無数の糸を張り巡らせていけばやがてその網目すらなくなり、ついには強靭な布になります。こうしてできた思考の地盤は、どんな状況でも素早く少し先の状況を読めるようにしてくれます。これは、未来即能力というより、実際には、無数のパターンからほぼ無意識に過去のパターンから次の展開を読んでいるという思考になると思います。武道の修練に似ているでしょうか。

私は、いわゆる「直観」を使っているように見える思考のほとんどのメカニズムが、こうした無数のパターンを無意識に出し入れできる思考とその集大成なのだと思っています。

†超人間的な知性としての予測能力

ここまでくると、直観という言葉や概念から離れていきます。私は、臨床医としてというより一個人として「なんとなく」だとか「虫の知らせ」的な、純度の高い予感・直感なるものの存在を信じてはいます。ただそこで考察をやめると、ほとんどの事象を単にそういうものだということで片付けられてしまいます。合理的な因果律で説明できなかった事象であるとして、思考をクローズしてしまうのです。

私は、何事にもフィードバックが必要だと考えます。そのために、自分の情報処理能力の余裕がある限りは、その作業の処理中に同時にあらゆる観察を行うよう意識しています。その観察で得た情報を無意識にすぐに作業にフィードバックするという、そういう神経回路形成の力を基本的に信じています。

さてそういえばこの本は診断の話をしているのでした。

診断予測の力を、意識下で究極に高めるためにはどうするかということについて話題を移します。それができるかどうかまだ試みの最中ではあるのですが、私はこう考えています。

人間の生理現象をすべて物理現象で捉えることができれば、ある疾患が発症する「源流」となる生理現象が動き出したときから、まるで未来を予測するようにその疾患の病態生理、ひいては診断が見透せる。

これは何だか哲学的で、悟ったようなこと言ってしまいましたが、実際のところ受け売りです。これはフランスの数学者 Pierre-Simon Laplace（ピエール＝シモン・ラプラス）の残した考えを元にしています。そのラプラスの提唱した「知性」は、こんにち「ラプラスの悪魔」として知られています。

もしある時点においてこの世に存在し作用しているすべての物質の物理的な状態（原子の位置や運動量）のデータを解析したり把握したりできるような、そんな知性が存在すると仮定します。すると、その知性というのはその前提から、物理学を用いればこれらすべての原子の時間的変化を計算できるはずです。つまりその知性を駆使すれば、未来の状態——それも物理的な状態として表現できるはずだから——がどうなるかを完全に予想できるはずだと考えられるのです。こうした仮想的・超越的存在の概念のことをラプラスの悪魔と呼びます。その知性をもし自在に駆使することができるなら、その知性（能力）は実に超人間的なものです。

†ラプラスの悪魔と診断予測

ラプラスの悪魔を診断に当てはめることをする前に、まずその卑近な例をお示しします。例えば野球です。慣れた外野手を考えましょう。プロ野球選手でもいいです。プロの外野手は、打者がボールを打った瞬間におおよその落下点がわかるので、打った瞬間にはもうその打球に視線をやることなく予想落下地点まで全力疾走します。予測される落下地点の近くまできてようやく振り返り打ち上がったボールを視認します。そして落下地点の位置を補正し、自身の位置も調節し、やがて落ちてくる打球を捕球する、というわけです。つまり、少しラプラス的に考えると、野球選手（外野手）は打者がボールを打った瞬間の情報だけで打球の軌道や予想落下点が計算できている、ということになります。ただ、それでは単にパターン認識を多少積み重ねた職人の域を出ません。

ラプラスの悪魔というのは、このたとえでいうならば、投手がボールを投げるときにその投球動作に入った瞬間にはもうその打球の最終的な未来が予想できるはずだ、という考え方です。

野球というのは、投球動作に入ったらもうその投球を止めることはできません（ボークになってしまいます）。ダルビッシュ選手（2章に引き続いてまた登場です！）くらいの投手なら、投球中の打者の動きや走者の気配に応じて、投球の最中にも微妙にフォームやリリースを感覚的に微調整することができると思いますが、本来はボールを握り投球が始まってしまえばあとは既定路線です。

もちろん実際には打者との駆け引きという確定要素はありますが、打者の能力などを含めた「すべてを把握する知性」がもし存在するならば、物理計算で算出されたように予定通り投手から放たれたボールは、物理計算で算出されたように予定通り打者によって打たれるわけです。これらはすべては物理計算通りなので、打球の速さや角度、その球場のその瞬間の条件などから算出される予想落下地点も、すべて物理計算で導出されます。

ラプラスの法則に従えば、投手が投球動作に入った瞬間にはもうボールの最終的な居場所はすべて予想し得るというわけです。その予想のための物理計算が瞬時にできる知性を持った人間（野球選手）がいたとしたら、それはもう鉄壁の守備になりますね。投球動作に入った瞬間に、ボールの落下地点に正確に移動できてしまうわけですから。

急に飛躍するように思えるかもしれませんが、私はこのラプラスの悪魔を優しく利用すれば、診断を予測することに応用できると考えています。

今さらですが、ラプラスの悪魔を易しく言い換えますと、現象が、多少の複雑さがあっても物理法則で説明できるのならば、その現象が起こった瞬間にその現象の最終時点のことが予測できるはずだということです。ここで面白いのは、もし、その現象が起こった直後にその現象のすべてが把握できる感覚や認知機能があれば、あたかも未来を予知しているかのようにその現象の未来が予測できるだろうという点です。

先ほどの例示は野球の打球の話でした。打球は速いので、そのような素早い予測はなかなか難しいかもしれませんが、人間の疾患というのは、ほとんどはゆっくりと始まります。急性の重篤な病気であっても、2、3時間の経過です。よって、診断プロセスのある時点において、ラプラスの悪魔的にその現象（この場合、病態生理を物理現象と考えます）を把握できれば、治療せずに放置した場合のその病態の末路がわかるし、だからこそ診断もわかるはずです。病気の初期であればあるほど診断というのはわかりづらく、だいぶ経ってしまってからであればあるほど診断はわかりやすい、というのはわかるでしょうか。もし病気を徹底的に放置すれば、どんどんその病気の特徴が出てくるわけで、診断というのは普通症状の特徴をつかむことで行われるということを考えれば、時間が経ってしまえば病気の診断はわかりやすいということは想像に難くないと思います。

†超人間的な診断予測は可能なのか

問題は、人間の生理現象がすべて物理現象で表現できるかということになります。シンプルな物理現象であればあるほど、ラプラスの法則を良好に成立させるというのは自明でしょう。

東野圭吾の小説『ラプラスの魔女』の中に、サイコロの目が正確に予測できるという登場人物の描写があります。ただ、事前には目は読めません。読めるのは、そのサイコロを振った直後なのです。サイコロを振った人の手からサイコロが離れた瞬間に、その瞬間のそのサイコロにまつわるすべての物理現象を瞬時に把握できるという特殊能力を持った人物として描かれていました。このことを小説の中では説明されていましたが、それを元に述べ直すと次のようになります。

サイコロが手から離れた時、サイコロに働く力は重力とほとんど無視できる空気抵抗だけ。サイコロが机に落ちた後は、落下角度、慣性モーメント、机との反発係数、机の表面との摩擦力などに支配されつつ、やがて停止に至る。この一連の物理現象は、サイコロが振られた瞬間に物理学的に予定調和に進む。ラプラスの法則に従えばサイコロの目はサイコロが手から離れた瞬間に決まっている――。

その、小説『ラプラスの魔女』に出てくる人物くらい、瞬間的にある一時点における物理的な状態（原子の位置や運動量）を把握できる能力があれば、サイコロの目をサイコロが停止する前に予測するのは可能でしょう。現実にはこの能力の存在は、フィクションと思われます（そりゃ小説ですからね）。

こうした「瞬間芸」は無理でも、ラプラスの悪魔的な洞察ができる人の場合には、正確に未来を予測などという曲芸は無理筋だとしても、人よりもかなりうまくその症候の進展や性質を予測することは可能かもしれません。これが私の考える、「ラプラスの悪魔の優しい利用」です。

先ほど脱線してしまって述べられませんでしたが、人間の生理現象というのは、シンプルではないのです。おそらくラプラスの悪魔は、複雑な人体生理学の前には完全には成立し得ないと思います。ラプラスの悪魔の成立において大前提になるのは、「ある時点においてこの世に存在し作用しているすべての物質の物理的な状態（原子の位置や運動量）のデータを解析したり、把握したりできるような知性が存在する」ことでした。つまり、人間の生理現象の未来を予測するのに必要なデータをすべて認識して解析することは不可能なのであり、未来予測は困難あるいは不正確、ということになります。

例えば、これだけ技術が発達しても地震の予測はできていないですよね。これは、ラプラスの法則に適用させられるだけのすべてのデータを収集できていないから、というように捉えることもできるかもしれません。

診断の場面で「データ」というと、検査データのことを思い出す人は多いでしょう。この章で私が述べている「ラプラスの悪魔」は、そのようなデータではまったく太刀打ちできないと思います。ラプラスの課した条件はもっと遥かに厳しいのです。ある時点において作用しているすべての物理的な状態を完全に把握して解析する能力なのですから、血液検査結果がたくさんあってもしょうがないし、FDG－PET／CTなどでも足りないでしょう。

これはまだ言語化が難しいのですが、ラプラスの悪魔的になることができる「データ取得」というのは、患者さんから感じ取ることができるものの何かなのでしょうね。いわゆる特殊能力になってしまうかもしれません。怪しく感じましたか？　私など、こういうことを想像するとわくわくしてきてしまいます。

†観察する、頭を使って考える、確かめる

なんだかSFのようなことを述べてしまったかもしれません。ラプラスの悪魔というのは、あくまでラプラスのした主張にすぎません（アカデミックな世界では否定されているとも聞きます）。ラプラスという人が、そういう知性について言及したということなのです。

しかしラプラス本人は怪しい人ではありません。例えば、「ラプラス変換」という言葉がありますがこれは、工学で使われることが多い線形微分方程式を効率よく解くための手法です。ラプラス変換は工学の世界において、こんにち最も重要な計算方法の一つとされています。

ラプラスの主張した知性の話はオカルトではありません。歴史的な数学者の予想です。ラプラスの悪魔の話は、思考実験的な理想論に思えますが、あながち悪い理論ではないと私は思います。もし、患者情報から、生理現象を計算可能な物理現象に置き換えるとい

う知性が身についたのなら、脳内で物理計算を行い、その現象の結末を未然に予測できるはずです。そうすれば診断の予測が限りなく正確であるわけですから、究極の診断に近づけると思うのです。

そのためには結局、よく観察し、頭を使って考えて、予測したことが正しかったか確かめるといった、基本的なことを繰り返していくしかないと思います。この一連の過程の中に、「文献で調べる」とか「知識を蓄える」とかいう話をまったく入れ込んでいません。その時間を省いてでも「感覚の獲得」に私は使っていきたいのです。

†自分をどう操るか

診断をしている自分。

これを意識するのは非常に大事だと思います。これは、世に言う「メタ認知が大事、メタ認知をしよう」などという良さげなワードを放つだけでわかった気になって満足して終了、みたいなこととは違います。

単に視点を切り替えたくらいではダメです。せっかく切り替えたその「メタ視点」で、自分だけでなく、相手・周囲、他すべてを俯瞰しようとしなければ勿体ないです。

さて、診断をしている自分を意識するというのは、自分自身を「みる」ということに他ならないと思っています。はい、ここでも「みる」が出てきました。

普通、自分というものは見られないですよね？

これ以上、これを深めてしまうと沼から抜け出せなくなるので自主規制しますが、自分という、ものを言い行動する存在は、自分で視覚的に見ることはできないと思うわけです。目という感覚器を使って見ているのではなく、脳の中に、自分を投影した映像を認識しているのです。これならほとんどの人が経験したことがあると思います。私はこの本の中で、みえないものをみるというような話をたくさんしてきましたが、「(本来視覚的には見えないはずの)自分を(脳の中で認識し投影して)みる」ということだったらできる人も多いのではないでしょうか。

診断している自分を意識する、というのはそのこと自体が目的や到達点になるべきではありません。診断している自分を意識した上で、自分の行動を変えなければいけません。

ここでまた注意です。

行動変容という言葉を言いたいだけのような人が多いからです。「メタ認知」同様、「行動変容、行動科学」のようなサッパリとしたスマートなワードに皆弱いのです。実際には、自分の行動や考えを変えるのは難しいです。

外来診療に特化してはいますが、「診断をする自分」を意識させ自己啓発を促すことを目的とした書を、私はすでに出版しています。『また来たくなる外来』という本です。医学出版社からの刊行であり専門書の範疇であるので少し価格は高めですが、このあたりのことに関心がある方は、ぜひそちらの本も覗いてみてください。

†診断が向上するために何をしたらいいか①
「自分にとって未知・未経験の病気の診断」

経験したことがない病気をどうやって診断しているのか？　という話です。さらりと言いましたが、自分にとって未知で出会ったことのない病気を診断することは、プロ診断医ならできるのです。ではどうやって、経験したこともないような疾患をみつけ、診断することができるのでしょうか。本項ではそれについて述べてみたいと思います。

実はこの問いに対するショートアンサーはありません。ただ、私の持論を先に言います。それは、「とにかく想像すること」だと思っています。

ところで皆さんは、想像ということをするとは思いますが、どのレベルまで想像というものをしますか？

私は物心ついたとき（4～5歳くらいでしょうか）から、毎日、1日何回も想像することをしてきました。もちろん空想に近かったと思います。その内容は……こんなところで披露するのは恥ずかしいのでやめます。

私の中では、臨床の中の想像力を広げるために重要なものは症例だと思っています。ここでいう「症例」というのは、自分の経験した症例だけではありません。他の医師が経験した症例も含みます。というか、むしろそちらをいかに多く吸収するかが肝となります。なぜなら、医師一人が実際に経験できる症例数にはどうしても限界があるからです。他の医師の症例経験を、どうやって自分の中に取り込むかというと、まずは同僚医師や同部署で共有し合うというのがあります。学術集会や研究会、ケースカンファレンス（医師同士の症例検討会）という場での共有もあります。もちろん、症例報告なる論文形式のものを自分で読むというのもあります。

他人の経験を自分の経験にそのままできるかという問題は確かにあります。一見正式な学術論文なら良さそうですが、得てして他人の症例描写は不正確だったり、少し修正されたりして厳密なリアリティを欠いたりすることが多いです。ですが私はこういうことをもって、症例報告に意味がないとは思いません。真実で正確な部分もまた多分にあるだろうからです。

真実と思われる部分があると信じて、そこに書かれてあることをとにかく想像するんです。例えばその患者さんはどんな人だったのかなとか、まずはそういうことでいいのですが、その症例に関して脳内に可能な限りリアルに映像を作り込みます。先ほど述べた、カンファレンスのようなものは他人の経験を取り入れそれをする良い機会だと思います。ただ、想像するという行為に慣れないうちは、とにかく振り返りを大切にして、ただただ繰り返せばいいと思います。

私の場合は、やがて「臨床的な想像力」を高めることを意識するようになりました。そこで私が選んだやり方は、ひたすら症例報告の論文を読み漁るということでした。雑誌は、有名無名問わず読みました。また、所属している診療科の病歴サマリー（他の医師が書いた入院記録、いわゆる退院サマリー）も引っ張り出してすべて読むようにしました。

そうしているうち、想像力が高まり、さらにはなんとなくではありますが原理のようなものもみえてくるようになったのです。

私は、未知で難しい問題であればあるほど、それを解くような場面では、いわゆる一般論のような十分にコンセンサスを得られたことが役に立たないように思っています。診断における難局を多数経験してきた診断医としてそう感じています。役に立ったのは、一般論ではなく、具体的な過去の事例でした。それは、過去の似た事例の情報を直接流用できたといったような種類のことではなく、なんというか、自他の経験をたくさん取り込んだことが血肉となって抽象的理解となり、それが難しい未知の場面で何とも言えない応用力になった、というようなことでした。

「自分が経験したことしか未来に生かせない」と決めつけることがいかに危険かということを、時に主に他人の診療を見ていて思うことがあります。過去の事例をいかに現実感を持って取り込んだか、すなわちどんな風にその難局を切り抜けてきたか、それをリアリティをもって（他人の経験を）自分に置き換え、現実感を持って理解しようとしたか。こういうことを私は意識的に心がけてきました。

そうしていくうち、能動的に待って準備することが必要だと思うようになりました。これを、厚みを持ってすればするほど、どんな珍しくて未知の疾患でも疑えるようになっていくと思います。

私は拙著『ニッチなディジーズ』（金原出版、２０１７年）という本の中で、次のように書いていました。

とても残念なことですが、この先未来において、悲しい災害が必ず起こると思うんです。大災害であればあるほど、「未曾有」と呼ばれて誰も予想できない展開になるので、「あ、この災害経験したことある」なーんてはならない筈です。経験したことないことはわからないから準備しないんですか？ しますよね。いつ起こるかもわからないから準備しないんですか？ しますよね。コストに見合わない検査はするな！ですか？ じゃ、コストに見合わない災害訓練はしないんですね。

ここで「災害」というのを「新型コロナウイルス感染症」と置き換えてみましょう。真の臨床医は、未知のことを自分が取り扱わないものとして捨象しません。「真の」と言ったのは私なりの、一部の臨床医への皮肉です。「わからないことをわからないと言う」のが誠実だ・真の専門家だ、と言うのがかっこいいかのように語られることがあります（かなりまともなことを言う医師がこう言うことが多いです）。まあ、私も正直そう思います。しかし、だからと言ってその不明性の高い問題を、まさにその不明性を理由に、考えたり取り扱ったりすることをやめていいはずがありません。真の専門家だからこそ、未経験・未知で、不明で難しい事柄にも挑むべきではないでしょうか。

私は、経験したことがない事柄であっても、極限までリアルに考え、病気を推論する場で実際に疑い、診断するということを日常的にしていれば、自分にとって未知・未経験の病気の診断にもやがて強くなっていくと思っています。

（※本項は、拙著『ニッチなディジーズ』の中の第10講を参考にして執筆したことをここに明記します）

†診断が向上するために何をしたらいいか②

「複雑で不明性の高い病態の診断」

難しい診断を解決するために普段どのように勉強しているのか、またそういう診断をするときにどのようにしているのか。こういうことをよく聞かれます。

具体的には、不明熱や不定愁訴をうまく診断するための勉強法です。不明熱というのは複数回あるいは一定期間精密検査を行ったにもかかわらず熱の原因がわからないまま2、

3週間にわたり熱が出ることが度々続いてしまった状態のことを言います。不定愁訴は特に定義はありません。多彩で不規則な諸症状が一定期間続いてしまって解決されない状態のことを、医者がそう呼ぶことが多いです。

不明熱にしても不定愁訴にしても、これ自体が病名ではないということをはっきり述べておきます。不明熱・不定愁訴というのは、そういう「状況」を指した言葉です。症状だったり疾患だったりするわけではないのです。ただし、不明熱・不定愁訴が状況を指す言葉なのであれば、その状況というのは明らかに劣勢の状況であり、構造的にはすでに失敗しています。

場合によっては、複数の医師・専門家、複数の大きな総合病院、繰り返す精密検査によっても、診断を決めきれないまま症状が続くわけです。医師は「そういうことはある」と思っても、患者さんからしたら驚きですよね。不安も大きいはずです。こういう、医師という専門屋の英知をもってしても一人の患者の不安を取りきれていないわけですから、構造としては明らかに失敗です（これは医療ミス、とかいう意味ではないので悪しからず）。

失敗から始まっている診療を、巻き返して、そして解決に持っていくのは並大抵のことでは困難です。私など、初めから「もう無理だ」と半ば思って始めます（ここだけの話です)。ですから、そういう難局で役立つものは、具体的で有形なものではなく、無形のものだと思うのです。一種の教養みたいなものでしょうか。

書店で本を探そう

まずは、書店に行って本をたくさん買ってたくさん読みましょう。大型書店に行くと、自分の専門以外のコーナーがたくさんあります。雑誌、新書、経済、ファッション、医学以外の科学、などです。また専門書もありますよね。そこで、面白そうな本との出会いがあります。なるべく頭を柔らかく、いろいろなことを考えられるゆとりのある脳を日頃から作って準備しておく必要があります。ただあまりにそれを目的化すると固くなってしまいますから、楽しむことです。漫画とか写真集とかでも良いはずです。小説を読む、映画を鑑賞する。こういう脳内にストーリーを描くという思考は非常に難診断に役立ちます。

一人の頭脳ではだめ——信頼できる「召喚獣」を飼う

すみません、召喚獣というのはゲームのファイナルファンタジーシリーズの話です。どうせゲームの話で、しかもたとえ話なのでウィキペディアを利用して説明します。

召喚獣とは、「召喚魔法によって召喚士の下に具現化・あるいは呼び出された何らかの生物」を指し、精霊や魔物などを「召喚獣」として呼び出すことが多い。異世界あるいは遠く離れた場所から有事の時のみ召喚魔法によって「召喚獣」として呼び出される場合が多い。

つまり別のたとえをすれば「妖怪ウォッチ」ですね。ケータくんは、その場の状況に応じて妖怪ウォッチでさまざまな妖怪を召喚していますよね。

いずれにしてもポイントは、召喚する人が、さまざまな種類の召喚獣の中から、適時、適切な召喚獣を選んで呼び出しているという点です。

自分一人の頭脳ではだめで、信頼できる召喚獣を複数飼っておくというのがベストだと思います。その召喚獣たちの候補になるのは、せっかくですから自分より格下ではなくむしろ偉大で強力な存在がいいですよね。私の場合は、かつての恩師や、会ってお話はしたことはないけれども著作や作品で触れて感銘を受けた相手などになります。さらに私の場合は、その都度呼び出すというのもちょっと面倒くさいので、複数の「ボス」や「師匠」

にあたる人たちの監視カメラを常に脳内に設置しておきます。すると、その人たちが監視しているのに下手なことはできないと緊張感を持って診療をするような脳環境を作れるし、なんとか気持ちを発奮する糧にもなります。そうやってモチベーションを維持するそれぞれの工夫が必要です。なんせ、不明熱・不定愁訴という状況というのは、それを対処しようとする最初からもう、既に失敗しているのですから。

†診断が向上するために何をしたらいいか③

「自分の性質を知ろう」

自分の性質を知る話をするときにいいのは、スポーツのポジションの話です。野球、サッカー、ラグビー、バスケットボールのような、何でもいいのですがチーム制のフィールドスポーツが適切と思います。

診断医に向いているポジションというのは、特にはないと思います。それは、それらのスポーツのポジションはあくまで役割分担的なことを言っているだけであって、ポジション間の優劣はないはずです。例えば、野球でピッチャーが重要だからショートは要らないとかそういう問題ではないはずです。サッカーでトップ下が重要だからゴールキーパーは要らないとかにならないです。

私自身の職業上のポジションは、サッカーにたとえるなら、いわゆるボランチだと思います。サッカーのポジション話もまた、諸説あってあまりにわかったようなことを言うと怒られる可能性があるので大概にしておきますが、ディフェンシブな位置、やや後ろの位置にいるミッドフィールダー（中盤選手）のイメージです。具体的には、元イタリア代表のピルロ、元スペイン代表のブスケツ、シャビ、そしてガンバ大阪の遠藤保仁といったあたりの選手です。ブスケツはシャビが加入するまで、またシャビもやがては縦に動くようになり位置は必ずしも中盤の底ではありませんので要は初期のシャビです。

なんとなく診断医としての自分は、こうした中盤の底、つまり中盤をもまとめられる視野を得る位置が好みです。なのでピルロが好きです。日本人では、ちょっと前でプレーすることもありますが断然遠藤選手が好みです。

逆にメッシのように個人技も駆使して前へ切り込んだり、香川選手などのように高い技術のターンとスピードと空間把握能力で相手ディフェンダーを出し抜いたりする能力のタイプではなく、ゆるっと後方からフィールド全般を見渡し、より広い空間を隅々まで一挙に見て支配したいタイプです。メッシ型、ピルロ型、イニエスタ型、ゴン中山型、などの言い方をもしするのだとすれば、やっぱりピルロのようなレジスタ型、あるいは遠藤選手のようなヤット型かなと思います。最後の方、すでにわけがわからないと思いますが、読者のみなさまも、好きなスポーツの戦術・戦略を思い出していただき、自分がどのタイプの性格や適正を持つかを想像してみると面白いと思います。将棋や囲碁のような棋士たちの、棋風などに当てはめても面白いでしょう。

とにかく重要なのは、自分がどのようなタイプなのかを知ることです。あとは、診断というのは、ゲームでも遊びでもなく、プロ職業屋が扱う対象であることを忘れてはいけません。自分の好みよりも、自分の適性や得意不得意も加味したほうがいいのです。

次の図を見てください。得意・不得意、好き・嫌いで4分割してみた図です。これは、自分の職業を決めるときや、臨床医であれば自分の専門科、大学院生や研究者であれば自分の専攻を何にするかを考えるときに参考になる図だと思います。

自分が得意なことでそれが好きなこと（図の1の象限）なら、ぜひそのことを専門にしたらいいと思います。象限3は問題外としても、気をつけたいのは自分が好きだけれども不得意なこと（図の4の象限）です。迷っているのであれば、うっかりこの象限4を選ばないほうがいいです。自分の適性（得意なこと）を誤ったまま仕事を続けることの不適切さというのは、単に快・不快の問題にとどまらず、身体や精神を壊すこともあります。どちらかといえば、2の象限を選びましょう。つまり、多少嫌なことだなと思っても得意なことをし続けているほうが、職業人としてのパフォーマンスは長期にわたって健全に維持できます。心身も壊しません。仕事は仕事と割り切って、楽しさだけでやるのではなく、周囲や世の中へのパフォーマンスの多寡で見ていく。楽しいことは趣味などでやったらいいのではないか、と若手にアドバイスすることもあります。

診断医も一つの職業だとすれば、まずはそれが合っているかということをこの4分割を見ながら考えましょう。そして、診断医としての自分がどういう事柄に適性を持つかについても考えるのです。患者のことを考えてばかりでは診断は上達しません。診断をする自分自身を意識し、「みる」ということが大事です。その一つに、自分の性質を知るというものがあるというわけです。

†そして究極の診断へ

究極の診断というのは、なんというか、私も医師の端くれですからそんなものはないと思います。サイエンスの観点としては。

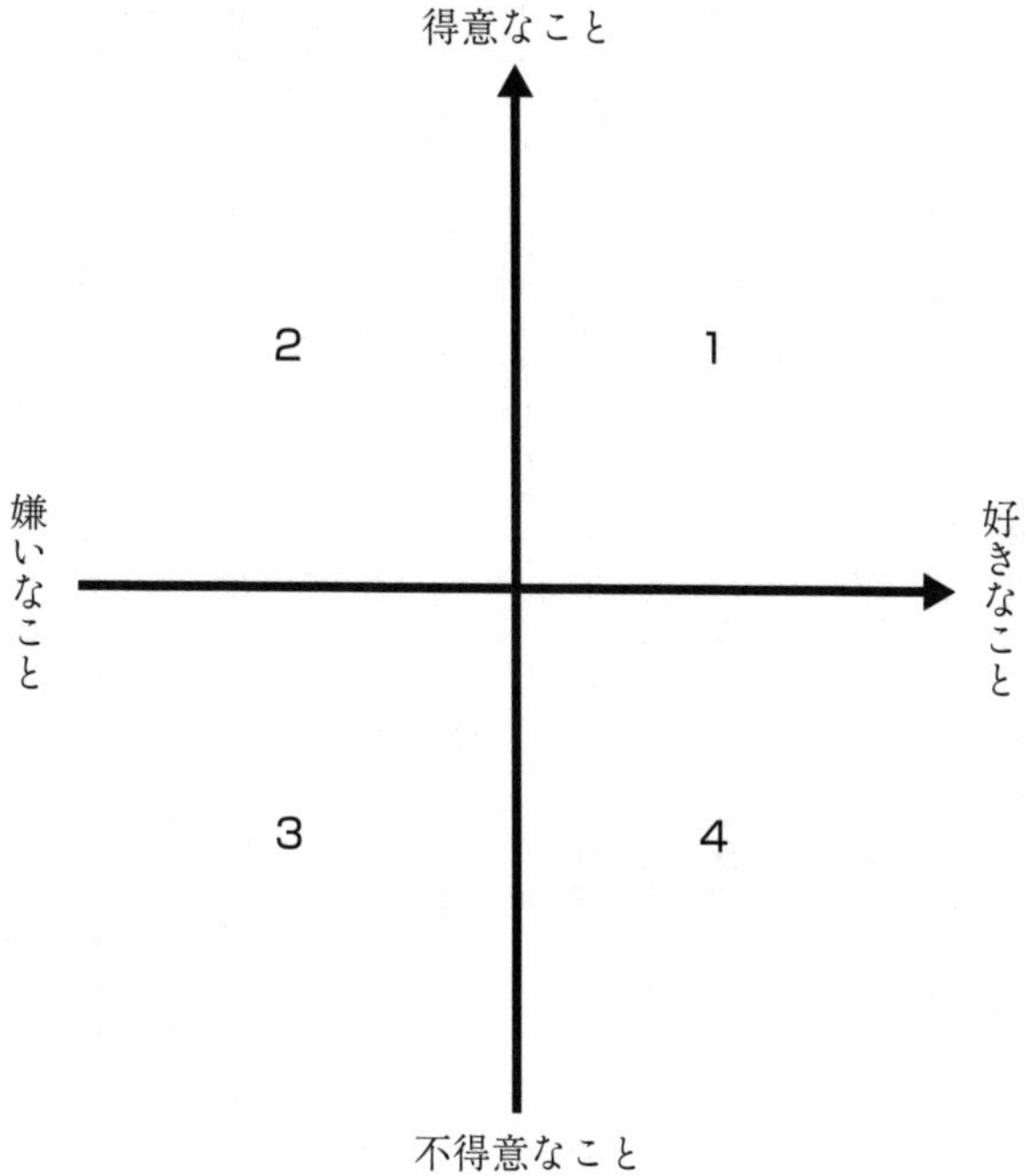
得意なこと
2
1
嫌いなこと
好きなこと
3
4
不得意なこと

しかしながら、臨床というものが人を扱うものである以上、そして臨床医・診断医というのが一部は職業人的な要素もある以上は、究極の診断というものを目指しても良いのではと私は思うのです。職業人の「業《ごう》」が抜けたら、職人になります。そうです、職人を目指しているのです。2章で私は、プロ診断医は職人のようなものだと述べておりました。診断医の目指すモデルは職人なのでした。

診断では、その対象は患者さんという人間です。だから慎重に、丁寧にというのはわかります。ただ、慎重・丁寧は時間を犠牲にします。5章では時間の大切さについて述べました。早く診断したいのです。

診断というのが職人芸、芸道なのだとすれば、守破離は大事です。守破離というのはプロフェッショナル論やビジネス本とかで手垢にまみれすぎてやたらと出てくる言葉になってしまいました。とはいえ、しみじみする概念です。

「守」とは、師についてその流儀を習い、その流儀を守って励むこと。
「破」とは、師の流儀を極めた後に他流をも研究すること。
「離」は、自己の研究を集大成し、独自の境地を拓いて一流を編み出すこと。

真の目指すところは、個性を信じ、たんたんと努力し続けられる環境を自ら整え、こうした「守破離」というプロセスにすらとらわれず進んでいくことです。コツは、とにかく急ぐことです。そしてそのときに、感覚を大切にすることです。

本章の初めに、診断の極意にたどり着くには、知識を頼りにするより自分の感覚を頼りにして、そしてそういう他人とは異なる感覚を身につけるためには、いつも人とは異なる感覚で世の中をみていることが大事だと述べていました。今まさにここにこの結論を添えたいと思います。自分の感覚を信じて、大切にすること。それは人に見せずに密かに自分の脳の中でできます。脳内は自由です。

数《あまた》稽古を重ね、自己研究を繰り返し、そうしているうちに常人では視認できない速さで診断する「居合抜き」の境地。私はこれを目指してこれからも精進したいと思います。

おわりに　「原因不明」の原因

　ここまで私という臨床医の、臨床診断に関する考えをずっと述べてきました（以下、診断というのは臨床診断［第1章参照］のことであるとします）。現時点での私の考えをある程度出し切って述べてこられたとは思っていますが、言い足りないことがまだあります。それについてどうしても述べておきたいのです。

　それは、診断よりも本当に大切なことであったりします。実は、診断よりも治療が大事なのです。あれ、それはもう聞いていますと思った読者の方は、ちゃんと1章からこの本を読んでいますね。初耳の人へ。「おわりに」から読みたい気持ちはわかりますが、どうぞそのまま1章へいってちゃんと読んでください。

　実はここで言い添えたいことは、1章で書いたことの言い直しです。診断は治療のため……という話です。症状の原因がわからず、診断名も与えられないまま、いろいろな病院や科へ回る・回されるという患者さんがいたとします。この患者さんが受診されてお話を聞くと、「原因がわかればねえ（治療ができるのに）」とおっしゃいます。しかしほとんどの場合でこれは間違っています。原因の居場所をこちらは問題にしてはいないのです。おおよその症状のメカニズムはわかっているのです、それに診断名がついていないだけで。

ここの錯誤が、患者さんのみならず多くの医師の中にもみられます。診断名というものがなくても、症状が起きている仕組みやメカニズムが推定できれば、治療を試みることができます。もっと混乱を招くようなことをいえば、原因がわからなくても、症状が起きている仕組みやメカニズムが推定できれば、治療を試みることができます。大丈夫ですか？ついて来られていますか？　私は真剣に申し上げています。

病気や症状の起きる「原因」というのは、一部の遺伝性疾患以外は、突き詰めれば全部不明です。皆さんは肺がんの原因が喫煙と思っているかもしれませんが、喫煙はリスクを増やすだけで原因というわけではありません。母親がリウマチで自分もリウマチだという場合に、自分のリウマチの原因は母親ということではありません。遺伝素因もありながらも、環境要因やそのほか原因不明の要素を含みつつリウマチは発症します。

先ほど引き合いに出した、「原因がわかればねえ」とおっしゃった患者さんは、本当に申し上げにくいのですが理解が根本から間違っているのです。原因がわかれば、ではなく原因はないのですから。私はそのことを患者さんに言い詰めたりしませんが、でもそういうことなんです。

診断をつけるというのは、これも突き詰めれば医師の都合です。カッコよくいえば、診断がつけられれば、それを蓄積して医師の間で共有できる知識の財産になります。未来の医療のために。

私はこの本で診断のことについて述べました。この本でいいたいのは、ある医師にかかれば必ず自分の症状が解決できる診断名を得られるはずだということではありません。私がどうしても皆さんに理解してほしいのは、先ほどのような人（症状の原因がわからず、診断名も与えられないまま、いろいろな病院や科へ回る・回されるという患者さん）が必要なのはほとんどが（診断ではなく）治療だということです。なぜ診断名が欲しいんですか？　保険金が下りないからですか？　診断名なんてなくたって、治療を受けて、改善していけば良いと思いませんか？　治療の方が大切ですよ。これがいいたいために、この本を書いたといったら大げさでしょうが、この本で診断のことを書き切った私ならいう資格があると思いました。臨床医を代表してここに申し上げます。

診断名探しの迷い子さんたちへ。ちゃんと医療機関へしっかりかかりきったのならば、病名を探すのをもうやめましょう。病名をこれ以上探しても、症状は良くなりません。なぜなら、病名なんてはじめからないのですから。治療をしに、医療機関へ行きましょう。まだ受診したり、ちゃんと精査を受けたりしていない人ならば、まずそれをしましょう。

1章の終わりに述べたのは、診断というものへの失望についてでした。今一度ここで、診断について夢を持たせないように述べておきます。診断というのは、そもそも実体がなく、冴えない実感しか持てないようなものです。これは、診断というものが医師側の営為そのものであるからだと思います。診断が、全てを解決するような完全無欠なものではないという感覚を持てたのなら、その点については私と同じ感覚を持てたかもしれません。ここまで長かったですね。

私は、診断については医師と一緒に考えたいです。患者さんとは治療について考えていきたいです。患者さんとも診断の話はしますが、治療の話をするときに少しお話しするくらいです。治療について考えることが、症状に困る患者さんへの救済になると私は思っています。

本文図版作成　朝日メディアインターナショナル株式会社

ちくま新書
1532

医者《いしゃ》は患者《かんじゃ》の何《なに》をみているか
――プロ診断医《しんだんい》の思考《しこう》

二〇二〇年一一月一〇日　第一刷発行

著者　國松淳和（くにまつ・じゅんわ）
発行者　喜入冬子
発行所　株式会社　筑摩書房
東京都台東区蔵前二－五－三　郵便番号一一一－八七五五
電話番号〇三－五六八七－二六〇一（代表）
装幀者　間村俊一
印刷・製本　三松堂印刷　株式会社

ISBN978-4-480-07354-9 C0247

ちくま新書

319
整体　楽になる技術
片山洋次郎
心理学でいう不安は整体から見れば胸の緊張だ。腰椎を緩めれば解消する。不眠などを例に身体と心のコミュニケーションを描き、からだが気持ちよくなる技術を紹介。

361
統合失調症
――精神分裂病を解く
森山公夫
精神分裂病の見方が大きく変わり名称も変わった。発病に至る経緯を解明し、心・身体・社会という統合的視点から、「治らない病」という既存の概念を解体する。

674
ストレスに負けない生活
――心・身体・脳のセルフケア
熊野宏昭
ストレスなんて怖くない！　脳科学や行動医学の知見を援用、「力まず・避けず・妄想せず」をキーワードに自分でできる日常的ストレス・マネジメントの方法を伝授する。

677
解離性障害
――「うしろに誰かいる」の精神病理
柴山雅俊
「うしろに誰かいる」という感覚を訴える人たちがいる。高じると自傷行為や自殺を図ったり、多重人格が発症することもある。昨今の解離の症状と治療を解説する。

1415
双極性障害【第2版】
――双極症Ⅰ型・Ⅱ型への対処と治療
加藤忠史
統合失調症と並ぶ精神疾患、双極性障害（双極症）。この病気の性格と対処法とはどのようなものか。最新の研究成果と豊富なQ&Aを収めたロングセラーの第2版。

1134
大人のADHD
――もっとも身近な発達障害
岩波明
近年「ADHD（注意欠如多動性障害）」と診断される大人が増えている。本書は、症状、診断・治療方法、他の精神疾患との関連などをわかりやすく解説する。

919
脳からストレスを消す食事
武田英二
バランスのとれた脳によい食事「ブレインフード」が脳のストレスを消す！　老化やうつに打ち克ち、脳の健康を保つための食事法を、実践レシピとともに提示する。

ちくま新書

1140
がん幹細胞の謎にせまる
――新時代の先端がん治療へ
山崎裕人
人類最大の敵であるがん。iPS細胞に代表される進歩著しい幹細胞研究。両者が出会うことでうまれた「がん幹細胞理論」とは何か。これから治療はどう変わるか。

940
慢性疼痛
――「こじれた痛み」の不思議
平木英人
本当に運動不足や老化現象でしょうか。家族から大袈裟といわれたり、未知の病気じゃないかと心配していませんか。さあ一緒に「こじれた痛み」を癒しましょう!

982
「リスク」の食べ方
――食の安全・安心を考える
岩田健太郎
この食品で健康になれる! 危険だから食べるのを禁止する? そんなに単純に食べ物の良い悪いは決められない。食品不安社会・日本で冷静に考えるための一冊。

1109
食べ物のことはからだに訊け!
――健康情報にだまされるな
岩田健太郎
○○を食べなければ病気にならない! 似たような話はたくさんあるけど、それって本当に体によいの? 巷にあふれる怪しい健康情報を医学の見地から一刀両断。

1004
こんなに怖い鼻づまり!
――睡眠障害・いびきの原因は鼻にあり
黄川田徹
睡眠障害、慢性的疲労、集中力低下、運動能力低下、睡眠時無呼吸症候群……個人のQOLにとって大問題である鼻づまりの最新治療法を紹介!

1397
知っておきたい腹痛の正体
松生恒夫
中高年のお腹は悲鳴を上げています。急増するストレス性の下痢や胃痛、慢性便秘、難治性疾患……。専門医が、痛みの見分け方から治療、予防法まで解説します。

1507
知っておきたい感染症【新版】
――新型コロナと21世紀型パンデミック
岡田晴恵
世界を混乱に陥れた新型コロナウイルスをはじめ、鳥インフルエンザやSARSなど近年流行した感染症の特徴や防止策など必須の知識を授ける。待望の新版刊行。